AF462655

BIBLIOTHÈQUE MÉDICALE

FONDÉE PAR MM.

J.-M. CHARCOT et **G.-M. DEBOVE**

DIRIGÉE PAR M.

G.-M. DEBOVE

Membre de l'Académie de médecine,
Professeur à la Faculté de médecine de Paris,
Médecin de l'hôpital Andral.

BIBLIOTHÈQUE MÉDICALE CHARCOT-DEBOVE

VOLUMES PARUS DANS LA COLLECTION

V. Hanot. La Cirrhose hypertrophique avec ictère chronique.
G.-M. Debove et **Courtois-Suffit.** Traitement des pleurésies purulentes.
J. Comby. Le Rachitisme.
Ch. Talamon. Appendicite et Pérityphlite.
G.-M. Debove et **Rémond** (de Metz). Lavage de l'estomac.
J. Seglas. Des Troubles du langage chez les aliénés.
A. Sallard. Les Amygdalites aiguës.
L. Dreyfus-Brissac et **I. Bruhl.** Phtisie aiguë.
P. Sollier. Les Troubles de la mémoire.
De Sinety. De la Stérilité chez la femme et de son traitement.
G.-M. Debove et **J. Renault.** Ulcère de l'estomac.
G. Daremberg. Traitement de la Phtisie pulmonaire. 2 vol.
Ch. Luzet. La Chlorose.
E. Mosny. Broncho-Pneumonie.
A. Mathieu. Neurasthénie.
N. Gamaleïa. Les Poisons bactériens.
H. Bourges. La Diphtérie.
Paul Blocq. Les Troubles de la marche dans les maladies nerveuses.
P. Yvon. Notions de pharmacie nécessaires au médecin. 2 vol.
L. Galliard. Le Pneumothorax.
E. Trouessart. La Thérapeutique antiseptique.
Juhel-Rénoy. Traitement de la fièvre typhoïde.
J. Gasser. Les Causes de la fièvre typhoïde.
G. Patein. Les Purgatifs.
A. Auvard et **E. Caubet.** Anesthésie chirurgicale et obstétricale.
L. Catrin. Le Paludisme chronique.
Labadie-Lagrave. Pathogénie et traitement des néphrites et du mal de Bright.
E. Ozenne. Les Hémorroïdes.
Pierre Janet. État mental des hystériques. Les stigmates mentaux.
H. Luc. Les Névropathies laryngées.
R. du Castel. Tuberculoses cutanées.
J. Comby. Les Oreillons.
Chambard. Les Morphinomanes.
J. Arnould. La Désinfection publique.
Achalme. Érysipèle.
P. Boulloche. Les Angines à fausses membranes.
E. Lecorché. Traitement du diabète sucré.
Barbier. La Rougeole.
M. Boulay. Pneumonie lobaire aiguë. 2 vol.
A. Sallard. Hypertrophie des amygdales.
Richardière. La Coqueluche.
G. André. Hypertrophie du cœur.
E. Barié. Bruits de souffle et bruits de galop.
L. Galliard. Le Choléra.
Polin et **Labit.** Hygiène alimentaire.
Boiffin. Tumeurs fibreuses de l'utérus.
E. Rondot. Le Régime lacté.
Ménard. Coxalgie tuberculeuse.
F. Verchère. La Blennorrhagie chez la femme. 2 vol.
F. Legueu. Chirurgie du rein et de l'uretère.
P. de Molènes. Traitement des affections de la peau. 2 vol.
Ch. Monod et **F. Jayle.** Cancer du sein.
P. Mauclaire. Ostéomyélites de la croissance.
Blache. Clinique et thérapeutique infantiles. 2 vol.
A. Reverdin (de Genève). Antisepsie et Asepsie chirurgicales.
Louis Beurnier. Les Varices.
G. André. L'Insuffisance mitrale.
P. Bonnier. Vertige.
J.-B. Duplaix. Des Anévrysmes.
De Grandmaison. La Variole.

POUR PARAITRE PROCHAINEMENT

Legrain. Microscopie clinique.
H. Gillet. Rythmes des bruits du cœur (physiologie et pathologie).
G. Martin. Myopie, Hyperopie, Astigmatisme.
Garnier. Chimie médicale. 2 vol.
A. Courtade. Anatomie, physiologie et séméiologie de l'oreille.
Robin. Ruptures du cœur.
A. Martha. Des Endocardites aiguës.
Pierre Achalme. Immunité.
Paul Rodet et **C. Paul.** Traitement du lymphatisme.
Guermonprez (de Lille) et **Bécue** (de Cassel). Actinomycose.
J. Comby. L'Empyème pulsatile.
Ferrand. Le Langage, la Parole et les Aphasies.
Lecorché. Traitement de la goutte.
J. Arnould. La Stérilisation alimentaire.
E. Périer. Hygiène alimentaire des enfants.
J. Garel. Rhinoscopie.

Chaque volume se vend séparément. Relié : **3** fr **50**

DES
ANÉVRYSMES
ET DE
LEUR TRAITEMENT

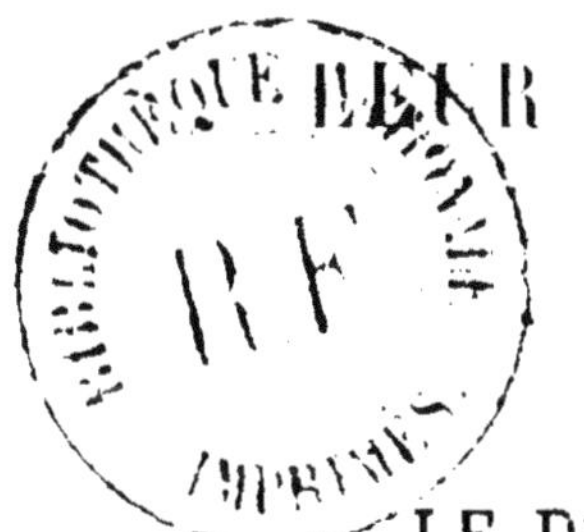

PAR

LE Dr J.-B. DUPLAIX

ANCIEN INTERNE, LAURÉAT DES HÔPITAUX
ANCIEN CHEF ADJOINT DE CLINIQUE MÉDICALE

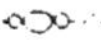

PARIS
RUEFF ET Cie, ÉDITEURS
106, BOULEVARD SAINT-GERMAIN, 106

Tous droits réservés

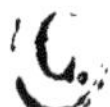

DES ANÉVRYSMES

ET DE LEUR TRAITEMENT

INTRODUCTION

Le terme *anévrysme* a été appliqué à un certain nombre de tumeurs bien différentes cependant les unes des autres; aussi tous les auteurs qui ont eu à étudier l'anévrysme ont-ils cherché à en donner une définition aussi exacte que possible qui permît de séparer cette tumeur de celles avec lesquelles elle était confondue.

Broca, dont les travaux sur cette question sont si connus, définissait l'anévrysme : « une tumeur circonscrite, pleine de sang liquide ou concrété, communiquant directement avec le canal d'une artère, et limitée par une membrane qui porte le nom de sac ». Il n'est plus possible, avec cette définition, de confondre l'anévrysme avec ce qu'on appelle l'anévrysme cirsoïde, l'anévrysme cylindroïde, l'anévrysme par anastomoses, l'anévrysme des os, etc., etc. Certains auteurs cependant ne la trouvent pas tout à fait complète; mais ni les uns ni les autres n'ont pu, tout en indiquant ce qui lui manque, en fournir une meilleure.

Quoi qu'il en soit, tout le monde s'entend aujourd'hui sur la signification du mot anévrysme; aussi est-il absolument inutile d'insister plus longtemps sur un point dont l'intérêt a bien diminué.

Aussi, peu intéressante est la question de classification des anévrysmes; tout ce qui a été écrit sur ce sujet, avant les travaux de Cornil et Ranvier, repose sur des données absolument fausses; aussi les anciennes distinctions en anévrysme vrai et en anévrysme mixte interne ou externe sont-elles complètement abandonnées.

Les chirurgiens admettent avec Le Fort deux sortes d'anévrysmes : les anévrysmes *circonscrits* et les anévrysmes *diffus*. Les premiers sont caractérisés par la régularité de leur sac dans lequel la circulation est facile et complète, et le sang soumis aux mêmes variations de pression que dans le vaisseau artériel lui-même. Les seconds ont une cavité irrégulière, une membrane d'enveloppe incomplète ou nulle, et résultent d'une plaie artérielle ou de la rupture d'un anévrysme préexistant.

Dans ce travail nous ne nous occuperons que des anévrysmes artériels circonscrits dont l'étude étiologique et anatomo-pathologique comporte des données générales d'un intérêt considérable. On ne peut en effet s'expliquer aujourd'hui le développement d'un anévrysme sur un vaisseau dont les parois sont normales. Il faut, pour qu'il se produise, que des modifications se soient développées depuis un certain temps dans l'épaisseur des tuniques vasculaires, et ces modifications reconnaissent des causes multiples, nombreuses, que l'on retrouve dans le chapitre étiologique de l'artérite.

Artérite chronique ou *artério-sclérose*, telle est, en effet, la *dominante* de cette étude sur l'anévrysme en général. Sans artérite il n'y a pas d'anévrysme et celui-ci est, à côté des oblitérations et rétrécissements, un des aboutissants de cette maladie du système artériel.

Il est bien certain qu'avant les derniers travaux sur l'artério-sclérose, on classait parmi les causes de l'anévrysme une altération spéciale des parois vasculaires décrite sous le nom de dégénérescence athéromateuse. Mais l'influence de cette altération fut très discutée à une certaine époque et considérée comme tout à fait accessoire : tout au plus pouvait-elle permettre une rupture plus facile des tuniques pour former un anévrysme mixte externe, ou leur dilatation en cas d'anévrysme vrai. Nous verrons plus loin que l'athérome est en effet de peu d'importance ici; c'est une lésion tout à fait secondaire et dont il ne faut tenir compte que pour le développement de certains anévrysmes dits kystogéniques.

La sclérose artérielle au contraire préside à la formation de tous les autres anévrysmes artériels circonscrits; pendant des mois et même des années elle se développe petit à petit, sourdement, transformant les parois du vaisseau, et c'est ainsi, comme l'ont bien démontré les travaux de Cornil et Ranvier, qu'elle permet la dilatation anévrysmale de ce vaisseau en un ou plusieurs points suivant qu'elle sera localisée ou disséminée sur une ou plusieurs portions de la longueur de l'artère.

L'athérome accompagne ordinairement la sclérose, surtout sur les vaisseaux de fort calibre; mais elle manque souvent alors que l'artérite chronique existe; aussi sommes-nous en droit d'affirmer de ce seul fait que son rôle, en dehors d'un cas tout particulier, est à peu près nul.

PREMIÈRE PARTIE

HISTORIQUE

Les premières notions sur les anévrysmes remontent à l'antiquité la plus reculée; mais il n'est alors question que des anévrysmes traumatiques. Rufus d'Ephèse dit en propres termes : « Quelquefois la plaie faite à la peau s'étant réunie, celle de l'artère reste béante, le sang s'échappe sous les téguments et forme la tumeur que les Grecs appellent anévrysme, c'est-à-dire dilatation de l'artère ».

Galien fait connaître les principaux signes auxquels on peut diagnostiquer cette maladie; il insiste notamment sur les pulsations, les battements, et sur l'affaissement de la tumeur quand on exerce une compression sur les vaisseaux. On ne connait encore que l'anévrysme traumatique; cet anévrysme est regardé comme une complication fréquente des plaies artérielles, et c'est tout au plus si l'on signale à titre tout à fait exceptionnel la cicatrisation d'une artère blessée.

Antyllus, qui semble avoir vécu vers le milieu du IIIe siècle, aurait, d'après Oribase et Angelo Maï, distingué deux sortes d'anévrysmes : l'un consécutif à la dilatation partielle d'une artère, l'autre produit par la rupture d'un vaisseau et le passage du sang dans les tissus environnants. C'est donc à Antyllus qu'il faut attribuer le mérite d'avoir le premier fait connaître l'anévrysme spontané ; on lui doit aussi l'indication de deux méthodes opératoires, dont la principale, dite *méthode ancienne*, et consistant dans l'ouverture du sac, a été mise en usage pendant plusieurs siècles consécutifs. Les auteurs qui ont écrit après lui sur le même sujet, tel qu'Aétius et Paul d'Egine n'ont fait que copier et reproduire son passage sur l'anévrysme.

Fernel est le premier qui accepte, avec preuves à l'appui, la doctrine de la dilatation des tuniques artérielles dans les anévrysmes spontanés. Il y a d'abord simple dilatation sans ulcération, ni rupture des parois vasculaires ; et ce n'est que plus tard, quand la dilatation était devenue trop considérable, que les membranes interne et moyenne pouvaient se rompre.

Un anévrysme mixte externe succédait alors à un anévrysme vrai. Cette doctrine ne fut pas cependant admise par tout le monde, elle trouva des adversaires dans les personnes de Sennert, Barbette, Diemerbroeck et Monro, enfin elle fut tout à fait rejetée par Scarpa, lequel s'efforça de démontrer que l'anévrysme spontané ne commence jamais par un anévrysme vrai. Pour lui l'anévrysme spontané et la dilatation artérielle sont deux maladies complètement distinctes et qu'il faut décrire à part. L'opinion de Scarpa a été adoptée par tous les médecins de son époque, qui considéraient l'anévrysme spontané comme le résultat de la destruction des tuniques interne et moyenne sans dilatation primitive, puis de la distension de la tunique externe.

A la fin du siècle dernier et jusqu'au moment où parut le livre remarquable de Broca, c'est-à-dire en 1856, les chirurgiens anglais, italiens et français, ne cessent d'apporter à l'histoire des anévrysmes une foule de documents d'importance variable. Mais c'est depuis Broca seulement, et grâce à lui, que l'anatomie pathologique, en ce qui concerne les caillots, fut établie d'une façon exacte. Plus tard vinrent les travaux et les descriptions histologiques de Cornil et Ranvier qui renversèrent cette classification des anévrysmes qui a été l'objet de si grandes discussions, en indiquant bien la structure de la paroi du sac anévrysmal.

Nous avons vu que l'étiologie des anévrysmes se réduisait pour les anciens à une plaie artérielle, que l'anévrysme spontané n'a été admis que plus tard :

quant à ses causes elles étaient fort obscures, et jusqu'à ces derniers temps la plupart des médecins et chirurgiens donnaient la plus grande importance à un certain nombre de conditions étiologiques que nous ne regardons plus aujourd'hui que comme adjuvantes ou occasionnelles.

Actuellement l'étiologie des anévrysmes est complètement remaniée. Il n'existe qu'une seule cause possible au développement d'une tumeur anévrysmale, c'est l'artérite, ou l'artério-sclérose; toutes les autres, si longuement énumérées par les auteurs, doivent être reléguées bien loin derrière celle-ci, car elles ne peuvent avoir d'effet qu'en raison de son existence.

DEUXIÈME PARTIE

ÉTIOLOGIE

L'anévrysme ne peut se développer sans une altération préalable des parois artérielles : c'est là une donnée qui est nettement établie grâce aux travaux d'anatomie pathologique sur le sujet.

Les causes multiples que nous allons passer en revue ont en effet le pouvoir de modifier la résistance des parois vasculaires : les lésions qu'elles déterminent dans l'épaisseur des tuniques de l'artère suppriment la contractilité ainsi que l'élasticité que possède le vaisseau à l'état sain, en même temps qu'elles diminuent la résistance qu'il oppose à la pression sanguine.

L'altération vasculaire résume donc à elle seule toute l'étiologie des anévrysmes, de même qu'elle donne une base solide à leur pathogénie, et à leur physiologie pathologique.

Cette idée dominante étant acceptée, on en voit toutes les conséquences immédiates. Ainsi s'expliquent la localisation variable et multiple des anévrysmes, leur multiplicité chez un même malade et même sur un seul vaisseau; leur développement possible sur tous les points du système artériel, et leur apparition ordinaire à partir d'un certain âge.

Il y a bien des faits toutefois en opposition avec ces données générales, ou plutôt qui paraissent les contredire. Si l'anévrysme se développe ordinairement à partir de l'âge adulte, il se rencontre parfois des exceptions à cette règle. Il est également de règle que, si tous les vaisseaux peuvent être le siège de tumeurs anévrysmales, ce sont plus volontiers les artères de gros et moyen calibre sur lesquelles on les voit se développer.

L'explication de ces résultats est facile à donner, elle se trouve dans la nature de la cause elle-même, dans l'artérite. Celle-ci, étant données les conditions qui président à son développement, ne s'observe le plus ordinairement qu'à partir d'un certain âge ; les enfants et les adultes n'y sont que peu exposés; aussi quand on la rencontre chez ces derniers, c'est qu'ils ont été exposés accidentellement aux causes qui lui donnent naissance. Il semble cependant que la fréquence des maladies infectieuses chez les enfants et les adolescents doive les exposer assez souvent aux anévrysmes; les cas s'observent toutefois assez rarement à cet âge, soit que l'artérite infectieuse se termine par la guérison complète ou par un rétrécissement de calibre du vaisseau atteint, soit qu'il faille un certain nombre d'années aux lésions aiguës pour transformer les parois vasculaires et les rendre aptes à se laisser dilater sous l'influence de l'impulsion sanguine.

L'artérite chronique ou artério-sclérose n'a pas de localisation fixe quelle qu'en soit la cause. Les vaisseaux du plus petit calibre comme ceux qui possèdent le plus élevé peuvent être atteints; il est également reconnu que les anévrysmes, comme la lésion dont ils dépendent, n'ont pas de siège constant sur tel ou tel vaisseau. On les trouve sur les plus gros (aorte), comme sur les plus petits (anévrysmes miliaires du cerveau); et cela n'a rien d'extraordinaire puisque l'atério-sclérose relève de causes générales dont l'action peut s'exercer sur tous les points du système vasculaire artériel. Il faut savoir cependant que si les anévrysmes se développent plus volontiers sur les vaisseaux de fort calibre, c'est qu'il existe pour eux certaines conditions spéciales, et essentiellement locales, favorisant la localisation du processus artério-scléreux et le développement d'un anévrysme.

Nous allons exposer dès maintenant les diverses conditions d'âge, de sexe, de race, de professions, de calibre, de l'artère et de traumatisme. Il sera facile de constater que toutes ces causes ne jouent pas le rôle important qu'on leur a attribué autrefois, et que s'il faut jusqu'à un certain point en tenir compte, c'est parce qu'elles entrent pour une certaine part, simplement prédisposante ou occasionnelle, dans l'évolution de l'artérite chronique.

Age. — Rares, et même exceptionnels dans l'enfance et chez les adolescents, les anévrysmes se rencontrent, ainsi que nous l'avons déjà dit, surtout à l'âge moyen de la vie. Toutes les statistiques donnent en effet la période de trente à cinquante ans comme la plus chargée ; en deçà et au delà, la maladie est tout à fait rare.

Le *sexe* a une influence assez marquée ; les femmes sont bien moins souvent atteintes que les hommes. Cette influence du sexe sur le développement des anévrysmes s'expliquerait par le genre de vie spécial à l'homme de la classe laborieuse, par les fatigues auxquelles il est soumis, par les traumatismes auxquels il est exposé. Il importe cependant de faire remarquer ici que c'est chez l'homme, plus souvent que chez la femme, et chez l'adulte plus fréquemment que chez les enfants et l'adolescent, que le médecin constate les causes déterminantes de l'artériosclérose.

Il en est de même de la *race* qui en apparence joue un rôle prédisposant assez considérable. Tout le monde sait que la maladie est bien plus fréquente en Angleterre et en Amérique qu'en France et en Allemagne; il arrive même qu'aux État-Unis, qui sont le rendez-vous de toutes les nationalités, l'anévrysme apparait avec une fréquence bien plus grande chez les citoyens de race anglo-saxonne que chez les Allemands, les Italiens, les Espagnols, les Français et les nègres. Cette constatation nous permet d'affirmer que la race ne fait pas grand'chose ici et que ce sont plutôt les habitudes, le genre de vie, les goûts particuliers à chaque nation, qui jouent le rôle le plus efficace. Si l'anévrysme s'observe plus volontiers dans certains pays, c'est que les habitants sont exposés plus que dans les autres aux causes ou plutôt à quelques-unes des causes de cette maladie. L'alcoolisme qui joue un si grand rôle dans l'étiologie de l'artério-sclérose a fait des ravages considérables en Angleterre jusqu'au moment où ont été établies les Sociétés de tempérance. Or, les cas d'anévrysme diminuèrent notablement à partir de ce jour, et ils sont encore aujourd'hui bien moins nombreux, tout en étant encore plus fréquents que partout ailleurs. Ce fait seul prouve donc d'une façon absolue que la race n'est pour rien dans l'étiologie de l'anévrysme; car, si, comme en Amérique, l'individu transporte avec lui ses habitudes mauvaises et son genre de vie spécial, il sera exposé aux mêmes accidents que ceux qu'il aurait pu avoir dans son pays natal.

Pour ce qui est des *professions* des malades atteints d'anévrysmes, elles paraissent jouer un certain rôle : on peut dire qu'elles localisent les anévrysmes plutôt qu'elles ne les provoquent. Elles sont surtout à signaler dans l'étiologie de certains anévrysmes; et à ce propos nous citerons l'anévrysme de l'artère poplitée qui s'observe chez les valets de pied, les tailleurs, les cordonniers et les cochers. Les tiraillements et les secousses imprimés à ce vaisseau, ou bien la compression de l'artère, en même temps qu'elle est fléchie, peuvent très certainement déterminer des troubles de circulation et aider à la localisation d'un processus inflammatoire chronique chez un individu en puissance d'une des causes capables de le provoquer.

La même remarque est à faire à propos du *siège* des artères les plus habituellement atteintes. Outre les vaisseaux siégeant au niveau d'une articulation à mouvements étendus qui sont plus susceptibles d'être le siège d'un anévrysme par suite des tiraillements exercés sur eux à chaque instant, nous signalerons les artères voisines d'une surface osseuse sur laquelle elles viennent se heurter et frotter assez fortement à chaque battement.

Le *calibre* du vaisseau a une importance qu'on ne peut nier ainsi que le démontrent les statistiques des divers auteurs. L'aorte est le vaisseau le plus souvent atteint, et après elle il faut citer l'artère poplitée ; à cette exception près il est de règle que les petits vaisseaux sont moins souvent atteints d'anévrysme que ceux de gros calibre. Le choc du sang contre les parois d'artères volumineuses et très voisines du cœur est plus énergique que partout ailleurs, et cela suffit pour localiser sur eux, dans certaines conditions et sous l'influence de causes générales, l'inflammation qui amènera la transformation des parois.

Dans certains cas bien particuliers le *traumatisme* peut à lui seul provoquer l'artérite, et à sa suite un anévrysme. Mais le plus souvent les contusions, de même que les mouvements brusques, ne sont que des causes occasionnelles, car ils ont porté sur un vaisseau dont la paroi est déjà et depuis longtemps altérée. Ces cas d'anévrysmes traumatiques sont bien plus rares que ceux qui se développent spontanément, mais enfin ils sont loin d'être exceptionnels. Disons enfin qu'une plaie artérielle peut être également l'origine d'un anévrysme traumatique, et que, dans ce cas spécial, la dilatation se fait au niveau de la cicatrice, là où la paroi est devenue moins résistante et par conséquent cède à la pression sanguine.

Nous arrivons maintenant au point le plus intéressant de l'étiologie des anévrysmes, nous voulons parler de l'artério-sclérose.

Avant l'époque où parut le travail de Cornil et Ranvier sur la structure des parois du sac anévrysmal, on regardait l'athérome comme une lésion nécessaire à la production des anévrysmes. Pour certains auteurs, toutes les causes que nous venons d'énumérer n'avaient d'action efficace que si l'artère était déjà atteinte par l'athérome. Broca et Richet ont combattu cette hypothèse en se basant sur les cas d'anévrysmes vrais et sur la rareté des anévrysmes chez le vieillard qui a le privilège de l'athérome. Ce sont là deux erreurs, car il n'y a pas d'anévrysmes vrais, et l'athérome se développe, ainsi que l'ont bien montré les travaux d'H. Martin, dès l'âge le plus tendre pour s'accuser à mesure qu'arrivent l'âge adulte et la vieillesse.

Il est du reste impossible aujourd'hui de séparer la dégénérescence graisseuse ou athérome de la sclérose des parois vasculaires. Les lésions par lesquelles se caractérise l'artérite chronique s'accompagnent toujours à un moment donné de dégénérescence graisseuse et calcaire, soit que cette dégénération atteigne les plaques gélatiniformes qui sont, sur les gros vaisseaux, la lésion caractéristique de l'inflammation de l'endartère, soit qu'elle se développe la première et détermine à son tour, par une irritation lente et continue, des foyers d'artérite chronique. Ces deux sortes de lésions, sclérose et athérome, s'appellent et se complètent l'une l'autre; elles sont toujours associées et font subir aux parois vasculaires, dans des proportions variables, les transformations nécessaires à l'apparition des anévrysmes. La répartition des processus scléreux et athéromateux n'est pas égale sur toute l'étendue du système artériel; c'est sur les vaisseaux de gros et de moyen calibre (aorte, carotides, artères cérébrales, etc.), qu'on les voit évoluer ensemble et simultanément. Sur tous les vaisseaux de cette catégorie, il y a coexistence des deux ordres de lésions, tandis que sur les petites artères on ne rencontre qu'exceptionnellement l'athérome et toujours la sclérose. Cette localisation de l'athérome sur les vaisseaux de fort calibre nous explique dans une certaine mesure la plus grande fréquence des anévrysmes développés à leur niveau et démontre en même temps l'importance de cette lésion. Toutefois cette influence est loin d'être aussi grande que celle de la sclérose puisque les anévrysmes peuvent se développer sur des vaisseaux scléreux et sur les parois desquels il est impossible de trouver la moindre dégénérescence graisseuse ou calcaire. Il n'y a qu'un seul cas dans lequel l'athérome a un rôle bien nettement déterminé et réel, c'est dans le cas d'anévrysme kystogénique dont nous parlerons plus loin, au chapitre d'anatomie pathologique. En dehors de ce cas tout spécial elle aide à la diminution de résistance de la paroi vasculaire, qui a sa seule raison d'être dans la disparition de la contractilité et de l'élasticité du vaisseau accompagnée de la transformation scléreuse des tuniques du vaisseau artériel.

Les relations pathogéniques de l'anévrysme avec l'artério-sclérose, compliquée ou non d'athérome, permettent de comprendre la formation de dilatations multiples, soit sur un même vaisseau, soit sur plusieurs artères à la fois. Il est exceptionnel en effet que les causes de l'artérite, étant donnée leur nature, infectieuse ou toxique, limitent leur action à une seule artère ou à une seule portion de ce vaisseau. Les lésions envahissent ordinairement une certaine étendue du système circulatoire; et, si elles atteignent plus volontiers une artère qu'une autre pour les raisons déjà indiquées, il n'est pas moins certain qu'on peut rencontrer chez un même individu plusieurs anévrysmes bien développés. La *diathèse anévrysmale* ne doit pas avoir d'autre signification dans l'esprit des médecins d'aujourd'hui.

On peut classer les artérites sous plusieurs chefs suivant les conditions étiologiques qui président à leur développement.

On distingue donc les artérites traumatiques, les artérites infectieuses et les artérites toxiques. Nous avons déjà indiqué le rôle du traumatisme dans l'étiologie de l'anévrysme, il nous reste à parler de celui de l'infection et des agents toxiques.

L'existence des artérites infectieuses est indiscutable. Les maladies dans lesquelles on les observe le plus souvent sont : la fièvre typhoïde (Vulpian, Potain, Hayem), la diphtérie (H. Martin), l'état puerpéral, la rougeole, la scarlatine, la variole, l'impaludisme, le rhumatisme (Lancereaux, G. de Mussy), la tuberculose et la syphilis. On a pu également les obtenir par l'expérimentation, en injectant des cultures pures de microbes dans le sang (Gilbert et Lyon). Dans cette variété d'artérite les lésions évoluent sous l'influence directe du micro-organisme pathogène, seul ou associé à d'autres ayant envahi secondairement l'organisme, à moins qu'elles ne soient le résultat des produits toxiques sécrétés par les microbes. En dehors des artérites tuberculeuses et syphilitiques et de celles qui ont pour cause l'impaludisme, toutes les autres artérites infectieuses sont caractérisées par un processus inflammatoire aigu. En général cette inflammation est passagère, et se termine par la guérison complète; toutefois elle peut être l'origine d'une altération persistante, d'une véritable sclérose artérielle. C'est de cette façon qu'il faut comprendre le rôle des maladies infectieuses dans l'étiologie de l'anévrysme; et de ce fait nous en avons une preuve dans l'anévrysme de l'aorte qui se développe souvent à la suite de poussées d'aortite aiguë qui laissent sur les parois de ce vaisseau des lésions persistantes de sclérose avec athérome.

Quant aux artérites toxiques, elles sont le plus souvent chroniques d'emblée. Elles apparaissent le plus ordinairement chez les alcooliques, puis chez les saturnins, et sont le résultat des substances toxiques introduites dans le sang. A ces deux causes il faut joindre la goutte, le rhumatisme, le diabète, et la sénilité, maladies ou état morbide qui laissent passer dans le torrent circulatoire une foule de déchets qui agissent sur les parois vasculaires à la manière des poisons.

Quoi qu'il en soit de ces données étiologiques générales, il faut faire remarquer que l'alcoolisme et la syphilis jouent ici le rôle le plus important.

Nous devons donc insister plus spécialement sur ces deux conditions étiologiques.

Chez les alcooliques l'athérome et la sclérose des artères sont choses fréquentes; tous les auteurs sont d'accord sur ce point. Nous avons du reste indiqué plus haut le résultat obtenu par le fonctionnement des Sociétés de tempérance en Angleterre et surtout en Irlande; il nous suffira de rappeler que de leur fait le nombre des anévrysmes diminua considérablement dans les hôpitaux de Dublin, et que, depuis que ces Sociétés périclitent, la maladie tend à reprendre sa fréquence primitive.

La syphilis a une importance étiologique considérable, car elle est un des facteurs les plus puissants de l'artério-sclérose.

Lancisi paraît être le premier qui ait accusé la vérole de provoquer le développement des anévrysmes. Toutefois jusqu'aux travaux des auteurs que nous allons citer on ignora ou bien on refusa d'accepter l'hypothèse d'anévrysmes syphilitiques.

Cette question des anévrysmes syphilitiques est liée à l'histoire de l'artérite syphilitique; et, pendant que certains auteurs s'occupent plus spécialement de l'artérite cérébrale, d'autres étudient plus volontiers les cas d'anévrysmes de l'aorte.

Les travaux de Dittrich, Gildemeester et Hoyack,

Virchow, Lancereaux, Wilks, Jackson, suivis de ceux de Buzzard, Broadbent, Moxon, Heubner, Rabot, Fournier, etc., font bien connaître les lésions syphilitiques des artères cérébrales, et établissent d'une façon positive l'existence de l'artérite cérébrale syphilitique. Dans la majorité des cas cette artérite amène à la longue une oblitération du vaisseau malade, mais il arrive aussi qu'au lieu d'une diminution du calibre de l'artère, il se produit une dilatation de celle-ci. Les fibres musculaires et élastiques de la tunique moyenne étant détruites, les parois de l'artère étant complètement transformées, il y a distension sous l'effort de la pression sanguine.

L'anévrysme, conséquence des lésions provoquées par la syphilis, a été signalé par tous ceux qui ont étudié cette question de l'artérite syphilitique, et en particulier par Lancereaux et Spillman. On doit à ce dernier auteur un certain nombre d'observations très probantes.

Localisés le plus souvent sur les sylviennes ou sur le tronc basilaire, ces anévrysmes peuvent présenter un volume considérable, et peuvent être l'occasion d'une hémorrhagie méningée. On admet aujourd'hui d'une façon définitive que, si les anévrysmes des artères cérébrales ne sont pas tous syphilitiques, c'est certainement à la syphilis qu'il faut rattacher le plus grand nombre. Disons enfin que l'anévrysme et l'artérite sont des lésions tertiaires; toutefois il existe quelques cas d'anévrysmes développés en pleine période secondaire. Spillman a publié deux observations probantes, l'une ayant trait à un malade syphilitique depuis huit mois, l'autre se rapportant à un individu dont l'accident primitif remontait à onze mois. On a beaucoup discuté avant d'accepter l'idée d'un anévrysme de l'aorte d'origine syphilitique. Welch, ayant affirmé que la syphilis est la cause de la moitié des cas d'anévrysmes de l'aorte, souleva une vive discussion en Angleterre où W. Gull et Powell combattirent sa proposition. Il en fut de même en France jusqu'au moment où Fournier reprit la question qui fut définitivement jugée après les travaux et les observations de Laveran, Vallin, Dujardin-Beaumetz, Lécorché et Talamon, Constantin Paul, Verdié, Jaccoud, etc.

On reconnait, en effet, que les antécédents syphilitiques, chez les sujets atteints d'anévrysme de l'aorte, se trouvent dans la moitié des cas environ; et il est probable que cette proportion est plus faible qu'elle le serait si les auteurs recherchaient avec soin les causes des anévrysmes qu'il leur est donné d'observer. Ajoutons à cela le fait de la coexistence d'un anévrysme aortique et de manifestations syphilitiques ou de leurs reliquats. Il existe, en effet, des cas d'anévrysme coïncidant avec une exostose du tibia, avec des lésions du foie, du testicule, des fosses nasales, etc., etc.

Il faut enfin ajouter ceci, que les anévrysmes, qui se rencontrent en général à un âge assez avancé, sont ordinairement précoces quand ils reconnaissent pour cause la syphilis.

Le traitement vient, par son heureuse réussite, confirmer quelquefois la nature spécifique d'un anévrysme; mais est-ce une raison pour admettre un anévrysme syphilitique parce qu'il aura été guéri par l'iodure de potassium, médicament dont l'action antispécifique est reconnue, et le seul de tous ceux employés dans la cure de la maladie, qui ait donné de bons résultats? Non évidemment; car l'iodure de potassium n'est pas actif seulement contre les lésions de la syphilis, il a également une action indéniable sur toutes les tumeurs en général et les scléroses banales; de sorte que son influence favorable dans un cas donné ne permet pas d'en déduire la nature de la lésion.

Les anévrysmes des artères des membres relèvent-ils aussi fréquemment de la syphilis que ceux de l'aorte et des artères cérébrales? La question est posée mais elle n'est pas encore résolue.

Il existe plusieurs cas bien positifs, entre autres ceux d'Albert Mathieu, de Stamer O'Crady, d'Heiberg, de Croft et Mazzoni. Dans le premier il s'agissait d'un malade atteint d'un anévrysme de la sous-clavière, avec dilatation de la crosse de l'aorte, insuffisance aortique et hypertrophie du cœur. Dans tous les autres cas il s'agissait d'anévrysmes poplités, et dans celui publié par Heiberg l'anévrysme poplité a été suivi, après quelques mois, d'anévrysmes de l'aorte et du tronc brachio-céphalique.

Les observations de ce genre sont encore peu nombreuses; mais, l'attention étant attirée sur ce point, on verra probablement le nombre augmenter grâce à la recherche des antécédents des malades, recherche qui a été jusqu'ici par trop négligée.

En résumé, et nous tenons à insister sur ce point, si les causes autres que l'artérite chronique peuvent jouer un certain rôle dans la pathogénie des anévrysmes, ce rôle est purement accessoire tout au moins pour certaines d'entre elles. Les unes surprennent un vaisseau déjà malade, altéré, et précipitent la formation d'un anévrysme qui sans leur secours aurait peut-être tardé à se développer. Les autres n'ont d'action qu'en raison de ce fait qu'elles laissent le champ libre aux diverses causes de l'artérite et qu'elles favorisent ainsi le développement du processus qui peut seul, en rendant les parois de l'artère moins élastiques et moins résistantes, amener une dilatation anévrysmale.

Nous tenons également à répéter ici que l'anévrysme n'est pas un résultat obligé et nécessaire de l'artério-sclérose; c'est tout simplement une de ses terminaisons. Il arrive souvent en effet que le vaisseau, au lieu de se laisser dilater, a son calibre diminué ou complètement obstrué; aussi est-ce avec raison que nous avons écrit plus haut que l'anévrysme n'est, avec le rétrécissement ou l'oblitération du vaisseau, qu'un des aboutissants de l'artério-sclérose.

TROISIÈME PARTIE

CHAPITRE I

ANATOMIE PATHOLOGIQUE

Pendant très longtemps les chirurgiens ont distingué plusieurs variétés d'anévrysme, en se basant pour cette classification sur les circonstances suivantes :

Si la paroi de la poche anévrysmale est formée par les trois tuniques artérielles dilatées uniformément, il y a : *anévrysme vrai*.

Quand cette paroi est formée par les deux tuniques interne et moyenne faisant hernie à travers la tunique externe rompue, c'est l'*anévrysme mixte interne*.

Enfin, lorsque les deux tuniques interne et moyenne sont rompues et qu'il ne reste plus que la tunique externe dilatée, c'est l'*anévrysme mixte externe*.

A ces trois variétés il faut ajouter l'anévrysme *kystogénique* et l'anévrysme *disséquant*, qui sont exceptionnels et dont la pathogénie est spéciale à chacun d'eux.

Les données anatomiques sur lesquelles repose cette classification des anévrysmes sont absolument fausses. Du reste, même avant les recherches de Cornil et Ranvier, on rejetait d'une façon absolue les anévrysmes mixtes internes et vrais. L'anévrysme mixte externe et l'anévrysme faux enkysté, dont la paroi est constituée par une membrane de formation nouvelle, et qui fait suite à la rupture d'une artère, restèrent les seules variétés admises.

Il y a encore ici une erreur tout au moins pour l'anévrysme mixte externe. L'action purement mécanique nécessaire à la rupture de certaines tuniques puis à la dilatation de celle qui a résisté n'est qu'une supposition qui ne tient pas debout et qui a dû disparaître devant les faits et le résultat des examens histologiques. Cette rupture des tuniques interne et moyenne n'existe pas ; la tunique externe ne constitue jamais à elle seule la paroi du sac anévrysmal ; de sorte qu'il nous faut également rejeter l'anévrysme mixte externe au même titre que les autres variétés, et pour les mêmes raisons.

Cornil et Ranvier ont en effet établi d'une façon bien positive que tous les anévrysmes sont de même nature et qu'ils sont dus à la dilatation des trois tuniques artérielles, mais modifiées dans leurs structures.

Ces modifications dans la structure de la paroi du vaisseau précèdent d'un temps toujours très long l'apparition de l'anévrysme, étant donné que ce sont des lésions de sclérose ayant évolué d'emblée, et lentement progressé. Voici du reste en quelques mots ce qui se passe :

Au niveau de la tunique interne, il se développe des cellules embryonnaires en quantité considérable, qui se disposent en plusieurs couches et sont séparées par une substance vaguement fibrillaire. Au sein de la tunique moyenne il y a fragmentation et désagrégation progressive des fibres élastiques et musculaires lesquelles finissent par disparaître complètement. Enfin on observe en même temps une infiltration d'éléments embryonnaires dans l'épaisseur de la tunique externe. Il n'y a donc plus à proprement parler de tunique moyenne quand la lésion est en plein développement : la paroi vasculaire n'est plus formée que par un tissu de structure identique dans toute épaisseur. Au fur et à mesure qu'on s'éloigne de l'époque de début de l'altération, celle-ci se modifie et tend à se montrer sous l'aspect d'un tissu de moins en moins infiltré de cellules jeunes, et prenant de plus en plus les caractères de la sclérose.

Ces modifications des parois artérielles se localisent, ou bien s'étendent à plusieurs vaisseaux ; il en résulte la possibilité du développement d'un anévrysme sur plusieurs artères à la fois. De même plusieurs points d'une même artère sont lésés, et en ces points divers peuvent apparaître des dilatations anévrysmales. Il y a plus, l'altération peut être limitée à un point très restreint de la paroi ou occuper tout un segment annulaire de celle-ci. De ce fait il arrive que l'anévrysme présentera une forme différente ; dans le premier cas on aura un anévrysme sacciforme, dans le second cas la dilatation anévrysmale sera fusiforme. Tout est donc expliqué aisément par cette notion première et importante d'une lésion préexistante sans laquelle il n'y a pas d'anévrysme possible, et qui, suivant sa localisation ou sa généralisation, détermine telle ou telle variété de forme, de siège et de multiplicité.

Nous avons également indiqué plus haut que s'il faut tenir compte du calibre de l'artère, c'est pour expliquer certaines fréquences de localisation. Au point de vue de la pathologie générale et de la pathogénie il n'y a plus lieu d'y attacher de l'importance, car les lésions inflammatoires d'endo-périartérite ne sont pas le propre des vaisseaux d'un certain volume. Nombre de petites artérioles peuvent être atteintes par le même processus pathologique ; nous en avons une preuve dans ces petits anévrysmes miliaires du cerveau, si bien décrits par Charcot et Bouchard, et sur l'existence desquels est basée aujourd'hui la pathogénie de l'hémorrhagie cérébrale. Tels sont également ceux que Liouville et Meyer ont décrits dans d'autres organes sur les toutes petites artérioles; tels aussi les anévrysmes microscopiques disséquants qu'on trouve dans le cerveau, et qui résultent de la rupture des artérioles ou des capillaires et de la diffusion du sang dans leurs gaines périphériques. Tous ces petits anévrysmes sont consécutifs à des lésions d'endo-périartérite chronique analogues à celles qui s'observent sur les vaisseaux de plus fort calibre.

Avec Laënnec on donne le nom d'anévrysme disséquant à une variété qui n'a guère été rencontrée que sur l'aorte thoracique, et que Maunoir a le prémier fait connaître. On s'expliquait autrefois son mécanisme de la façon suivante : Les deux tuniques interne et moyenne étant rompues, le sang s'infiltre sous la tunique celluleuse qu'il soulève. Quand ce soulèvement est peu considérable, et se fait seulement aux environs de la rupture, il se forme une poche petite, limitée, qui n'est autre chose que l'anévrysme mixte externe. Mais, quand le décollement de la tunique celluleuse s'étend davantage, il peut aller très loin de ce point de rupture, soit qu'il n'existe que sur une partie de la circonférence de l'artère, soit qu'il ait lieu sur tout le pourtour du vaisseau. Il y a ainsi une véritable dissection des tuniques vasculaires par le sang, dissection qui se poursuit quelquefois très loin, et qui donne lieu à ce qu'on appelle l'anévrysme disséquant. Lorsque le décollement ne se fait que sur une portion de la circonférence de l'artère, on a une tumeur allongée; parallèle au vaisseau et lui formant une sorte d'appendice; dans le cas contraire, on trouve deux cylindres emboités l'un dans l'autre et que sépare le liquide sanguin.

L'explication pathogénique donnée par les anciens auteurs et rappelant celle de ce qu'ils appelaient anévrysme mixte externe est discutable pour une partie. Il y a bien en effet un décollement des tuniques vasculaires par le sang qui pénètre dans l'épaisseur des parois grâce à une fissure correspondant à une plaque calcaire ou athéromateuse; mais l'infiltration, et le décollement qui en résulte, ne se font pas entre la tunique moyenne et la tunique externe. En effet les recherches de Peacock, confirmées par celles de Ball et Duguet, ont montré que le sang s'insinue entre la tunique interne et la tunique moyenne ou plus ordinairement dans l'épaisseur de la tunique moyenne.

Quant à l'anévrysme kystogénique, il a été ainsi dénommé parce qu'on le supposait consécutif à un kyste développé dans l'épaisseur des parois artérielles et ouvert dans l'intérieur du vaisseau. On sait aujourd'hui qu'il est le résultat de l'ouverture dans l'artère d'un foyer athéromateux. La bouillie athéromateuse ayant été enlevée par le courant sanguin, celui-ci exerce une pression active sur la paroi amincie au niveau de ce kyste ainsi vidé de son contenu, et arrive à dilater cette paroi qui est de ce fait moins résistante que partout ailleurs. Cette variété d'anévrysme, comme celle que j'ai signalée plus haut, est absolument exceptionnelle.

Nous avons à étudier maintenant, et aussi complètement que possible, l'anévrysme en lui-même. Il faudra donc passer en revue la poche, les rapports qu'elle affecte avec le vaisseau sur lequel elle s'est développée, et avec les artères collatérales, sa structure, ses dimensions, et l'état du sang dans sa cavité. De ces différents points les uns ont été facilement établis, d'autres ont donné lieu à de nombreuses discussions : mais, après avoir indiqué les diverses opinions émises, il nous sera facile d'exposer l'état de la science sur le sujet.

Nous avons distingué déjà deux variétés d'anévrysme, le fusiforme et le sacciforme, variétés basées sur la forme du sac. Ses rapports avec l'artère qui est le siège de l'anévrysme, la dimension de l'orifice de communication, ont une grande influence sur la marche ultérieure de l'affection. A ce point de vue l'anévrysme fusiforme diffère considérablement de l'anévrysme sacciforme; ils ne sont nullement comparables, mais les particularités anatomiques et physiologiques que le premier présente sont assez peu intéressantes et peu nombreuses pour que nous les indiquions ici tout de suite, afin de n'avoir plus à revenir sur cette catégorie d'anévrysme.

Résultat de la distension d'un segment annulaire du vaisseau, l'anévrysme fusiforme est largement dilaté à son centre et s'ouvre à ses deux extrémités dans le vaisseau qui le porte. Il a donc deux orifices, et le sang qui a passé par l'orifice supérieur passe en totalité par l'orifice inférieur. La forme du sac n'est pas toujours nettement en fuseau; mais, malgré son irrégularité, la partie moyenne est celle qui présente la circonférence la plus étendue. Quelle que soit l'inégalité de forme de cet anévrysme, le sang y circule comme si la poche était parfaitement régulière, et de la façon que je viens d'indiquer. Il résulte que la coagulation spontanée du sang arrive rarement à oblitérer le vaisseau, que le plus souvent la périphérie du sac se couvre de dépôts fibrineux, tandis qu'il persiste dans la partie centrale un canal perméable plus ou moins large.

L'anévrysme *sacciforme*, de beaucoup le plus fréquent, a une *forme* et des dimensions très variables. Tantôt plus ou moins régulièrement sphérique, le plus souvent marronné, d'autrefois allongé, quelquefois divisé en plusieurs lobes par des brides aponévrotiques ou autres, le sac est dans quelques circonstances accolé à l'artère; dans d'autres il ne s'y rattache que par un pédicule.

Les rapports avec l'artère ont une certaine importance, car ils influent souvent sur la forme de l'orifice.

Cet *orifice de communication* de l'artère avec le sac anévrysmal est plus ou moins large. Au début de la formation de l'anévrysme, l'ouverture est petite, irrégulière, frangée, quelquefois elle a un bord nettement tranchant; puis peu à peu ce bord s'émousse à mesure que les dimensions de l'orifice deviennent plus grandes. Tout autour, dans une certaine étendue, le vaisseau présente quelquefois un aspect normal; mais le plus souvent on y constate facilement des lésions d'artérite avec ou sans plaques crétacées ou athéromateuses. Suivant que l'ouverture occupe tel ou tel point du sac, celui-ci prend une forme spéciale en même temps qu'il se développe dans telle ou telle direction. Existe-t-elle à la partie supérieure de la poche, le sang s'engage dans celle-ci avec plus de facilité; il presse avec une certaine force sur le fond, et la fait se développer suivant l'axe de l'artère et dans la direction du courant sanguin. Il faut toutefois faire remarquer que le sac anévrysmal se développe surtout en refoulant les parties voisines les moins résistantes, et qu'il se moule tout à fait sur les organes qui l'entourent.

Le travail de prolifération qui précède le développement de l'anévrysme ne s'arrête pas quand celui-ci est développé, ce qui fait que la paroi du sac, qui devrait s'aminoir de plus en plus à mesure que le volume augmente, arrive à un moment donné à conserver une certaine épaisseur. Il arrive même, par suite de l'évolution scléreuse, qu'elle présente une épaisseur plus considérable que celle de la paroi vasculaire normale, et que par conséquent elle oppose à la pression sanguine une résistance assez marquée qui l'empêche de se rompre. Toutefois il existe des parties de cette paroi qui, malgré leur grande épaisseur, sont peu résistantes et se brisent assez facilement. La raison est qu'une infiltration calcaire se fait en certains points, et que ces derniers deviennent cassants. On peut même voir autour de ces portions calcifiées, qui ne peuvent plus se distendre, la poche continuer à se dilater et former ainsi une ou plusieurs cavités secondaires largement ouvertes dans la première et qui à la longue subiront les mêmes transformations.

A l'examen microscopique on voit, sur quelques coupes de la paroi, que celle-ci est formée par un seul tissu dont la structure est identique à celle de la tunique interne modifiée par l'inflammation. — Sur d'autres on peut retrouver quelques îlots irréguliers de la tunique moyenne, noyés dans un tissu qui revêt les caractères de la tunique interne des grosses artères affectées d'endartérite chronique. — Enfin sur quelques autres on retrouve la tunique moyenne simplement amincie et séparant l'une de l'autre les deux tuniques externe et interne altérées et présentant une structure analogue.

En étudiant avec soin les différentes régions d'une même poche anévrysmale, on constate que les éléments nouveaux de la tunique moyenne ont complètement disparu sur le fond de cette poche quand elle est sacciforme, ou sur son équateur quand elle est fusiforme. Au fur et à mesure qu'on se rapproche de la portion non dilatée de l'artère, on retrouve des débris de plus en plus nombreux et importants de la tunique moyenne, débris reconnaissables aux fibres élastiques et musculaires. Enfin tout près du collet du sac, de l'ouverture de la poche dans l'artère, on la retrouve d'une façon continue mais amincie, ou bien parfois interrompue de loin en loin par des ponts de tissu conjonctif qui relient l'une à l'autre les tuniques interne et externe. Le tissu de nouvelle formation qui forme la paroi du sac est composé d'un lit de cellules plates séparées par une substance vaguement fibrillaire; et il est absolument impossible d'y trouver autre chose que les éléments d'un tissu de sclérose.

L'*état du sang dans la poche anévrysmale* est le point le plus intéressant de l'anatomie pathologique.

Quand on ouvre un sac, on y trouve du sang liquide et des caillots. Ces derniers se présentent sous deux aspects bien différents; les uns sont durs, blanchâtres, disposés en couches concentriques; les autres sont mous, rougeâtres et parfois diffluents Aux premiers Broca a donné le nom de caillots *actifs*, aux seconds celui de caillots *passifs*.

Comment se forment ces caillots? Quelle en est la pathogénie? Pour s'en rendre compte et bien comprendre leur développement, il faut dire un mot de la circulation du sang dans le sac anévrysmal.

Supposons tout d'abord le cas d'un anévrysme

sacciforme sans collatérales, ou avec collatérales dont la lumière est oblitérée.

A chaque systole cardiaque, une partie du sang pénètre dans la poche qui forme un véritable diverticulum, tandis que l'autre partie continue sa marche directement dans l'artère. Au contraire, au moment de la systole artérielle, le sac, revenant sur lui-même après avoir été distendu, rejette dans le vaisseau une partie du sang qu'il a reçu. Celui-ci ne peut que passer dans le bout inférieur du vaisseau, là où la pression est moindre que partout ailleurs. Cette diminution de tension dans l'artère au-dessous du sac provient de ce qu'à chaque contraction cardiaque il n'y a qu'une partie de l'ondée sanguine qui va vers la périphérie, l'autre partie pénétrant dans la poche. Nous verrons à propos de la symptomatologie qu'elle se caractérise par une diminution dans la force des pulsations, ou du pouls, quand on l'étudie sur le vaisseau au-dessous du point où siège l'anévrysme.

La circulation est bien moins active au contact des parois qu'au centre de la poche anévrysmale; les couches liquides retardées par le frottement circulent plus lentement le long des parois; aussi à chaque nouvelle ondée sanguine qui pénètre dans le sac (et elles se succèdent avec rapidité), il n'y a mélange qu'avec le sang le plus rapproché du centre de l'anévrysme et de l'orifice. Pour la même raison, à chaque systole artérielle il n'y a que le sang le plus près de l'orifice qui est rejeté dans l'artère, de telle sorte que les couches périphériques séjournent dans le sac, et d'autant plus longtemps que l'orifice est plus étroit.

Dans le cas où une artère collatérale non oblitérée se trouve sur le sac, une partie du sang qui pénètre dans l'anévrysme se rend dans la collatérale. Au moment où la poche revient sur elle-même le sang qu'il refoule se divise en trois portions : une partie descend dans le bout inférieur du vaisseau, la seconde passe dans la collatérale et la troisième reste dans sac. Il y a donc un véritable courant sanguin qui va de l'orifice du sac à la collatérale; or quand les caillots se forment ils s'accumulent dans les points les plus éloignés de ce courant, et l'on peut trouver au milieu des caillots, qui remplissent cet anévrysme, un canal de communication entre la collatérale et l'orifice du sac.

Dans l'anévrysme *fusiforme* la circulation est également plus active au centre de la poche et d'un orifice à l'autre que le long des parois. A ce niveau le sang se trouve dans des conditions de repos relatif, analogue à ce qui existe pour l'anévrysme sacciforme.

Ainsi que nous l'avons dit tout à l'heure, le sac anévrysmal contient deux espèces de caillots : les uns mous et rougeâtres, *passifs*, les autres durs, blanchâtres, *actifs*. Ces derniers occupent toujours la périphérie de la poche, tandis que les autres siègent au centre et tout près de l'orifice de communication du sac avec le vaisseau.

La structure, ou plutôt la composition de ces caillots est la suivante :

Les caillots mous, ou caillots passifs de Broca, se présentent sous la forme d'un magma rouge plus ou moins foncé, quelquefois noirâtre. Ils ont une consistance très variable; tantôt assez fermes et résistants, d'autres fois au contraire ils sont tout à fait diffluents. Les caractères de ces caillots passifs sont nettement tranchés près du collet du sac; mais à mesure qu'on se rapproche de la périphérie ils se modifient et les caillots prennent de plus en plus l'aspect et la consistance des caillots fibrineux qui les recouvrent. Ils sont essentiellement constitués par tous les éléments du sang coagulé, c'est-à-dire par la fibrine avec globules et sérum en quantité variable.

Les caillots fibrineux, ou *actifs*, sont durs, blanchâtres, et résistants. Ils sont essentiellement composés de fibrine et disposés en couches ou lamelles concentriques, appliquées contre les parois de la poche. Les plus externes sont blanches, assez dures, résistantes, ne contiennent pas de globules rouges, et semblent faire partie intégrante de la paroi, tandis que les plus internes sont d'une trame plus lâche, moins fermes, colorées par quelques globules rouges, et se rapprochent de plus en plus des caillots passifs à mesure qu'on les examine plus près du centre, si bien qu'ils semblent être le résultat de la transformation successive de ces derniers. Cette théorie a été soutenue par plusieurs auteurs, nous verrons plus loin si elle est fondée et dans quelle mesure elle doit être adoptée.

Les feuillets de fibrine qui composent les caillots actifs ont chacun une étendue variable. Ils sont d'autant plus petits qu'ils sont plus externes, et d'autant plus grands qu'ils sont plus internes. Cette disposition des caillots en feuillets d'inégale étendue est une preuve de l'accroissement progressif de l'anévrysme : car les plus anciens, et par conséquent les plus externes, se sont formés au début, alors que la poche anévrysmale ne présentait que de petites dimensions ; tandis que ceux qui se sont formés ultérieurement correspondent à des accroissements successifs du sac.

Examinés au microscope, sur des coupes fines,

les feuillets fibrineux montrent des lamelles irrégulières entre lesquelles on voit des ilots de granulations graisseuses et du pigment sanguin. Ces ilots forment des stries opaques très nettement apparentes. On y constate aussi des lacunes d'apparence canaliculée, signalées tout d'abord par notre regretté maître Vulpian; mais il est absolument impossible d'y trouver la moindre organisation véritable dans le sens d'un tissu. C'est ainsi qu'on n'y rencontre jamais ni cellules vivantes, ni vaisseaux, mais seulement des corpuscules colorés en rouge par le carmin et qui sont des vestiges de globules blancs englobés dans le coagulum fibrineux. A la place des lamelles fibrineuses qui sont en contact direct avec la paroi du sac, il y a souvent une véritable boue athéromateuse dans laquelle le microscope permet de voir des granulations protéiques et graisseuses, des cristaux de cholestérine et des globules blancs graisseux.

Il peut se faire enfin qu'on reconnaisse, entre la paroi et les lamelles blanches fibrineuses, une couche plus colorée, et moins ferme, qui succède à un décollement des lames fibrineuses de la paroi, par le sang qui a pu arriver au contact de celle-ci grâce à une ou plusieurs fissures pratiquées dans l'épaisseur du caillot actif.

Plusieurs conditions ont été invoquées pour expliquer la formation des caillots actifs et passifs dans le sac anévrysmal.

On a fait jouer un rôle assez important à la *stagnation*. Pour se maintenir à l'état liquide, le sang doit être toujours en mouvement ; dès que la circulation s'arrête et que le sang reste au repos il y a formation de caillots. Cette stagnation existe dans les anévrysmes, du moins pour les couches qui avoisinent les parois du sac, et permet ainsi la coagulation du sang à leur niveau.

La seconde cause indiquée par les auteurs est le *contact* du sang avec une membrane interne qui a perdu ses qualités propres et qui a subi des transformations pathologiques importantes. Cette condition existe également dans tous les anévrysmes, ainsi que nous l'avons démontré plus haut ; elle joue peut-être dans la coagulation un rôle plus considérable que la stagnation, car celle-ci est loin de s'observer dans tous les cas où se forment des caillots intra-vasculaires. Il suffit, en effet, que la paroi interne de l'artère soit épaissie, irrégulière ou végétante pour que le sang se coagule à son niveau, ainsi qu'on peut l'observer dans tous les cas d'artérite aiguë ou chronique sans dilatation. Mais pour ce qui concerne les anévrysmes son influence n'est pas plus grande que celle de la stagnation du sang, qui ainsi que nous venons de le dire ne fait jamais défaut.

Telles sont les deux principales raisons invoquées pour expliquer la formation de caillots dans la cavité du sac. Il en existe une troisième, purement accidentelle à moins qu'elle ne soit résolument provoquée par le chirurgien, c'est l'*inflammation* au niveau de la paroi, qui permet la coagulation du sang à la condition qu'elle ne soit pas trop vive et n'arrive pas à la suppuration.

Ces conditions étant réalisées dans tout anévrysme, la coagulation s'y fait facilement. Mais cela ne suffit pas, car il faut maintenant chercher à savoir pourquoi et comment se forment les caillots fibrineux, et pourquoi se produisent tantôt des caillots fibrineux, tantôt des caillots mous.

En 1828, dans son *Traité des anévrysmes*, Wardrop suppose que les caillots fibrineux sont le résultat de la coagulation et de l'organisation de la lymphe plastique sécrétée et épanchée à l'intérieur du sac. Il n'y a pas à insister sur cette théorie qui repose sur une erreur absolue et qui méconnaît la structure des caillots actifs.

O'Brien Bellingham en 1845 et plus tard en 1847 indique bien la différence qui existe entre les deux variétés de caillots, et il établit que les caillots durs sont dus à la coagulation de la fibrine qui se dépose lentement sur les parois du sac, mais à la condition que la circulation artérielle ne soit pas interrompue. Quand la circulation artérielle est supprimée complètement, il se forme des caillots mous. C'est d'après ces données que Bellingham inventa pour la cure des anévrysmes la méthode de la compression partielle.

Basés sur les recherches de Bellingham, les travaux de Broca sur la physiologie pathologique des anévrysmes ont encore aujourd'hui une importance considérable. Dans son *Traité des anévrysmes* il écrit : « Les caillots actifs ou fibrineux sont ceux qui se forment sous une influence vitale; les caillots passifs sont ceux qui se forment lorsque le sang cesse d'obéir aux lois de la vie ».

Si la circulation est totalement supprimée dans un anévrysme, comme après la ligature au-dessous du sac, la fibrine se solidifie: elle forme un réseau qui emprisonne les globules et constitue un caillot friable et coloré, analogue à celui qui se forme après la saignée.

Lorsque, au contraire, la circulation continue à se faire, mais à condition que le mouvement soit ralenti, la fibrine ne peut rester encore dissoute; elle se coagule, mais elle ne forme pas de réseau ; elle se dépose graduellement et forme un caillot blanchâtre et dur. Dans le premier cas c'est un caillot *passif* qui s'est constitué; dans le second, c'est un caillot *actif*.

Or, au contact des parois de la poche anévrysmale, le sang est stagnant ou doué d'un mouvement assez faible; cette diminution du mouvement, jointe au contact du liquide avec une paroi altérée et faisant corps étranger, détermine la séparation de la fibrine qui se dépose en couche mince. A cette première couche vient s'en ajouter une seconde, puis une troisième, et ainsi de suite, toujours par le même procédé. Si rien ne s'oppose à la continuation de ce travail, l'anévrysme se trouvera peu à peu rempli de caillots fibrineux qui auront amené l'oblitération de la poche et la guérison spontanée.

Le mode de formation des caillots actifs est donc tout différent de celui des caillots passifs. Aussi Broca insiste-t-il sur ce point en disant que le caillot est d'emblée actif ou passif, et que le caillot passif ne peut se transformer en caillot actif.

Cette théorie a été combattue, et en effet elle ne doit pas être acceptée telle qu'elle a été exposée par son auteur.

On a fait tout d'abord remarquer que dans les cas de guérison spontanée par la compression mécanique ou digitale, où il a suffi de douze, dix, sept et même trois heures, pour amener l'oblitération du sac, il est impossible d'admettre qu'il se soit formé des dépôts successifs de fibrine pure.

En outre la stratification du caillot indique que la coagulation se fait d'une façon intermittente, et à de longs intervalles, dans les cas de guérison spontanée: tandis que cette stratification fait défaut dans les caillots formés après quelques heures de compression.

A ces deux objections peu sérieuses faites à la théorie de Broca il faut en ajouter une troisième qui à elle seule en démontre le mal fondé. La structure des caillots fibrineux telle que nous l'avons décrite va tout à fait à l'encontre des idées de Broca. Ainsi que nous l'avons dit, il n'y a pas que de la fibrine dans les caillots fibrineux; on trouve toujours, entre les lamelles, des ilots de granulations graisseuses et du pigment sanguin, qui forment des stries plus ou moins apparentes suivant le point que l'on examine; on y trouve aussi des vestiges de globules blancs, et ces derniers se rencontrent même dans l'épaisseur des strates fibrineuses. Si donc on n'observe pas, comme dans le caillot passif, des globules rouges et des globules blancs bien nettement définis, on constate au moins leurs vestiges, ce qui suffit à démontrer que les caillots actifs sont à leur début de formation fibrino-globulaires au même titre que les caillots passifs.

Dans son article du Nouveau Dictionnaire de médecine et de chirurgie pratiques, Richet avait déjà déclaré que les caillots actifs sont primitivement fibrino-globulaires, et qu'ils résultent de la transformation des caillots passifs qui par des modifications successives arrivent à prendre les caractères des caillots fibrineux.

D'après le même auteur, les caillots fibrineux n'ont pas absolument besoin pour se former de la communication persistante entre l'artère et l'anévrysme; il n'est pas nécessaire que le sang se renouvelle dans la poche; une inflammation subaiguë, adhésive, développée au niveau de la paroi du sac, amène le plus ordinairement la transformation des caillots cruoriques ou caillots fibrineux.

L'hypothèse de la transformation des caillots mous ou caillots fibrineux, ou plutôt de caillots fibrino-globulaires en caillots fibrineux, rejetée par Broca, admise par d'autres auteurs tels que Richet, Lefort, ne doit pas être acceptée aujourd'hui sans contestation, du moins telle qu'elle a été formulée, car on peut lui faire des objections sérieuses, comme nous allons le voir.

Par contre, ce que Broca a bien démontré et ce qu'il faut admettre avec lui et Bellingham, c'est la nécessité qu'il y a d'une communication persistante entre l'artère et l'anévrysme et d'un renouvellement incessant du sang dans la poche anévrysmale pour que les caillots fibrineux puissent se former.

Le caillot *passif*, fibrino-globulaire, analogue dans sa structure à celui de la saignée, n'est qu'une hypothèse tant que la circulation continue à se faire ; il ne devient une réalité que lorsque le mouvement du sang est arrêté d'une façon complète et que le repos est absolu. Or cette stagnation, qui donnerait lieu à la formation d'un caillot cruorique, ne se rencontre que dans quelques conditions, comme à la suite d'une ligature du vaisseau au-dessous du sac, ou au moment de la mort. Sur le vivant, sur le malade porteur d'un anévrysme, les conditions nécessaires au développement d'un semblable caillot ne sont point réalisées ; le repos du sang n'est pas complet ; la circulation, quoique très ralentie, continue à s'effectuer et, par conséquent, le sang ne peut se coaguler dans une poche anévrysmale comme dans la palette qui le reçoit au moment de la saignée.

Dans l'anévrysme, la coagulation se fait en effet de la façon que l'a indiquée Broca, tant que la communication persiste entre le sac et l'artère ou plutôt tant que le mouvement du sang continue à se faire. Il faut donc en revenir complètement à sa définition des deux catégories de caillots qu'il a donnée et que nous avons citée plus haut. Les caillots passifs ne se forment en effet que lorsque le sang cesse d'obéir aux lois de la vie, tandis que les caillots actifs se développent sous une influence vitale. Nous pouvons même ajouter que la coagulation du sang dans un sac anévrysmal se fait comme dans tout vaisseau modifié dans sa structure, et qu'il n'y a aucune différence entre les thromboses artérielles et les caillots fibrineux d'un anévrysme. Nous dirons aussi que les caillots cruoriques du sac anévrysmal sont aux caillots actifs ce que sont les caillots noirâtres et cruoriques au thrombus artériel qu'ils recouvrent, car ils ne se forment qu'à l'occasion d'un arrêt de la circulation soit dans l'anévrysme, soit dans l'artère oblitérée.

Du reste, les objections faites à la théorie de Broca peuvent se discuter. En effet, on ne peut comparer ce qui se passe dans un anévrysme traité par la compression et dans lequel on provoque ainsi la coagulation du sang, avec le travail lent qui se fait dans un sac où la circulation ne s'interrompt jamais. Ce qui le prouve, c'est l'absence de stratification du caillot artificiellement formé et dont on a voulu également faire une objection à la théorie de Broca. Ajoutons que tout le monde à cette époque regardait les caillots fibrineux comme constitués essentiellement par la fibrine pure; or, comme c'est là une erreur absolue, et comme tous les éléments du sang concourent à former le coagulum, toutes les objections basées sur ce détail de structure n'ont donc plus de raison d'être.

Ainsi que nous venons de le dire, tous les éléments constituants du sang concourent à la formation d'un caillot; mais ces éléments divers s'y rencontrent dans des proportions variables suivant les cas.

Lorsqu'il se forme un caillot dans les parties du système vasculaire où la circulation n'est pas complètement arrêtée, ce caillot est composé en majeure partie de fibrine, d'hématoblastes et de globules blancs; les globules rouges s'y rencontrent en très petite quantité. Par contre, s'il y a stase complète, on a un caillot rouge dans lequel les éléments du sang sont dans des proportions très peu différentes de celles qui constituent l'état normal.

Il est facile de comprendre que dans le sac anévrysmal où le sang stagne, comme à la suite de la ligature et au moment d'une compression exercée sur l'artère au-dessous de la poche, il se forme des caillots non stratifiés et rouges dans lesquels tous les éléments du sang seront représentés et dans les mêmes proportions que celles qu'on observe dans le caillot cruorique de la saignée. Mais en dehors de ces conditions, et chez le malade non traité, les caillots sont blancs et sont constitués de la façon que nous venons d'indiquer tout à l'heure.

Nous croyons donc qu'il n'y a pas lieu d'admettre la transformation des caillots mous en caillots durs, parce que ces deux catégories de caillots sont constituées de la même façon : ils renferment les mêmes éléments, la proportion seule de ces éléments étant variable. En outre de ce fait, cette transformation ne peut avoir lieu dans une poche où le sang circule, et dans laquelle les caillots rouges et mous ne peuvent se former, puisque les conditions nécessaires à leur apparition font défaut.

C'est pour cette raison que Bellingham et Broca ont recommandé, dans la cure des anévrysmes, la compression partielle, qui diminue, mais ne supprime pas les battements de la tumeur ; car, si la compression est totale et supprime la circulation, on obtient des caillots cruoriques au lieu de caillots fibrineux. Il est donc plus que probable que, même dans les cas où l'oblitération du sac a été obtenue en quelques heures par la méthode de la compression indirecte et partielle, la coagulation s'y est effectuée d'après les règles établies quand le sang continue à circuler, car il n'y a pas de raison pour qu'il en soit autrement. Or, le coagulum ainsi formé existe seul dans le sac, et là il subit les mêmes transformations ultérieures que celles qui ont été observées sur un thrombus artériel. Ces modifications atteignent surtout les globules blancs, les hématoblastes et les rares globules rouges qui s'y trouvent, et c'est pour cette raison que les caillots feuilletés et stratifiés des anévrysmes non traités ne présentent que des vestiges de ces éléments dans les points les plus rapprochés de la paroi, tandis que près du centre de la poche ils seront mieux conservés et n'auront pas eu le temps de subir les dégénérescences qui ont atteint ceux qui ont concouru à former le caillot plus ancien.

Ces explications suffiront à démontrer que la coagulation du sang se fait dans un sac anévrysmal, où le sang continue à se mouvoir, de la même façon que dans le calibre d'une artère non dilatée; que le caillot formé, dans un cas comme dans l'autre, est fibrino-globulaire, et qu'il subit dans l'anévrysme comme dans l'artère des modifications analogues.

Quant au caillot passif, ou cruorique, il ne s'observe jamais en dehors de certaines conditions de traitement, il n'est pour rien dans la guérison de l'anévrysme et, d'après la façon dont il est constitué, il ne saurait se transformer en caillot actif. La proportion des différents globules qu'il contient est différente de celle qu'on trouve dans le caillot actif; les globules rouges s'y rencontrent à peu près dans les mêmes proportions que dans le sang circulant, de même que les leucocytes et les hématoblastes. Or, s'il y avait transformation de ce caillot mou en caillot dur, on devrait à l'examen histologique retrouver tout au moins les vestiges des hématies sous forme de granulations pigmentaires. Celles-ci devraient, ainsi que les globules rouges dont elles proviennent, être en proportion considérable; mais, ainsi que nous l'avons vu, c'est à peine si l'on peut en constater quelques-unes au milieu des granulations graisseuses et des débris de globules blancs qui séparent les lamelles de fibrine. La coloration blanchâtre des caillots actifs ne s'explique du reste que par l'absence presque absolue des granulations pigmentaires; car, en supposant qu'ils dérivent de la transformation des caillots cruoriques, ils devraient, en raison de la présence de nombreux grains de pigment, avoir une couleur jaunâtre plus ou moins foncée.

Nous en avons fini avec l'étude du sac considéré en lui-même. Mais l'anévrysme doit être considéré comme une tumeur véritable, et comme tel il exerce sur les organes qui l'entourent une certaine compression en rapport avec son volume. Aussi les modifications subies par ces organes sont-elles intéressantes à signaler, car elles jouent un rôle très important en clinique.

La compression des veines en amène l'oblitération, qui a pour conséquence l'infiltration séreuse du tissu cellulaire de la région où siège l'anévrysme; c'est ainsi que la compression de la veine cave supérieure détermine l'œdème du cou et de la face. Les névralgies sont le résultat de la compression des nerfs, et quand cette compression dépasse une certaine mesure il y a des troubles paralytiques. L'œsophage, la trachée, les bronches, sont aplatis dans le cas d'anévrysme de l'aorte thoracique, il en résulte des troubles dans la déglutition et la respiration en rapport avec le degré de la compression. Les articulations peuvent être luxées, comme l'articulation sterno-claviculaire dans le cas d'anévrysme aortique. Les os subissent des pertes de substance qu'on a cherché à expliquer par l'usure mécanique; elles n'existent que sur les os qui ne peuvent être refoulés. Sur des coupes de ces os, on constate à l'œil nu les lésions caractéristiques de l'ostéite, et au microscope on trouve en effet un agrandissement marqué des espaces vasculaires et un retour à l'état embryonnaire de la moelle qui ne contient plus de cellules adipeuses. S'il y a ici une action mécanique indéniable, elle n'agit pas par usure, mais en provoquant une inflammation qui amène une disparition de l'os.

Des adhérences s'établissent facilement entre le sac anévrysmal et les organes qui l'avoisinent, grâce à une irritation inflammatoire mécanique. Au niveau de ces points d'adhérence il se fait assez souvent un ramollissement qui est le point de départ d'une perte de substance. C'est ainsi qu'on a vu l'anévrysme de l'aorte s'ouvrir dans des séreuses (péricarde, plèvre), dans la trachée, dans les bronches, dans l'œsophage, dans la veine cave supérieure, dans l'artère pulmonaire, etc.

Il n'y a pas lieu d'insister davantage en ce moment sur ce sujet, car nous aurons à y revenir plus longuement quand nous aborderons le chapitre de symptomatologie.

CHAPITRE II

MARCHE ET TERMINAISONS DE L'ANÉVRYSME

L'anévrysme a une évolution très variable suivant les cas.

Le plus ordinairement la poche tend à se développer graduellement et d'une façon indéfinie. On devrait donc s'attendre presque toujours à une *rupture* par suite de l'amincissement de la paroi dont la résistance à l'impulsion sanguine serait notablement diminuée. Il n'en est rien, car la paroi, au lieu de s'amincir, subit un épaississement plus ou moins considérable, elle est en outre renforcée par les caillots fibrineux qui tapissent sa face interne; et, d'autre part, elle est soutenue par les organes et tissus voisins qui finissent par en faire pour ainsi dire partie.

La rupture cependant est loin d'être un fait exceptionnel, car il y a quelquefois des points de la membrane d'enveloppe moins bien protégés par les caillots, et qui ont subi la dégénérescence calcaire ; c'est à leur niveau même que la paroi se brise sous l'effort de la pression sanguine.

Il se fait alors un épanchement de sang soit dans le tissu cellulaire, soit dans une cavité séreuse ; ou bien dans un canal revêtu d'une muqueuse.

Dans le premier cas l'épanchement de sang détermine un anévrysme diffus, lequel peut se circonscrire et se transformer en anévrysme faux consécutif.

D'après Gairdner, la perforation qui se fait au niveau des muqueuses est ordinairement petite et étroite ; elle serait au contraire assez large quand c'est une séreuse qui est intéressée. Les auteurs du compendium considèrent au contraire que les ulcérations muqueuses sont ordinairement larges et étendues, et celles des séreuses petites et étroites. Il semble toutefois que les faits semblent donner raison à Gairdner ; et, pour ne citer qu'un exemple, nous ferons remarquer que, dans les anévrysmes de la crosse de l'aorte, on observe très souvent de petits crachements de sang, peu abondants, et qui se répètent plusieurs jours de suite. Ces hémoptysies en miniature sont le résultat de petites ulcérations fissuraires faisant communiquer la poche de l'anévrysme avec la trachée; ces fissures ne laissent suinter qu'un peu de sang, et elles peuvent s'oblitérer grâce à la formation d'un caillot qui prévient ainsi une hémorrhagie foudroyante. Celle-ci toutefois est toujours à craindre chez les malades qui ont ces petits crachements de sang, et, de fait, elle se produit assez souvent à la suite de ces derniers.

Un autre mode de terminaison de l'anévrysme est la guérison spontanée et naturelle par oblitération du sac au moyen des caillots actifs. C'est du reste la formation de ces caillots que le chirurgien cherche à obtenir par le traitement de l'anévrysme avec la méthode de la compression indirecte et partielle.

D'autres modes de guérison naturelle ont été signalés, mais, comme ils ne reposent que sur des hypothèses, nous nous contenterons de les signaler.

Everard Home et Hogdson ont supposé l'oblitération de l'artère malade au-dessus de l'anévrysme par la compression que la tumeur exerce sur elle. Mais cette compression ne peut s'exercer qu'avec un sac rempli de sang ; et, dès l'instant que l'artère qui alimente la poche est comprimée, celle-ci s'affaisse et la compression sur le vaisseau est supprimée.

Crisp supposait une inflammation oblitérante de l'artère au-dessus du sac ; cette hypothèse, comme la première, est en contradiction formelle avec la physiologie pathologique des anévrysmes.

La même objection est à faire à celle de A. Cooper, qui suppose l'oblitération du vaisseau par la compression qu'exerce sur elle le sang infiltré dans les tissus voisins à la suite d'une rupture de la poche anévrysmale.

D'après Hart, des caillots fibrineux venant du sac pourraient venir oblitérer l'artère au-dessous. La chose est possible, mais le fait n'a jamais été observé jusqu'ici.

Il en est de même de la supposition de Richter qui admet que l'orifice de communication de l'artère avec l'anévrysme peut être oblitéré par un caillot détaché du sac.

Plus acceptable est l'hypothèse de l'oblitération du sac par une inflammation provoquée à son niveau sous l'influence de contusion, de pressions répétées et énergiques. Dans quelques cas la guérison a paru succéder à une inflammation modérée du sac anévrysmal ; mais le plus souvent, celle-ci, quoique contenue dans des limites restreintes, n'a jamais amené qu'une guérison momentanée. Ordinairement le caillot ainsi formé ne résiste pas à l'effort du sang et il se laisse assez facilement dissocier dès que l'ondée sanguine tend à passer de nouveau dans la poche de l'anévrysme. D'après Richet et Lefort une guérison durable peut s'obtenir par une inflammation subaiguë, adhésive. Broca au contraire n'accepte pas la possibilité d'une guérison radiale au moyen de l'inflammation; celle-ci dépasse ordinairement le but et devient l'origine de suppurations, de gangrènes ou même de ruptures avec hémorrhagies mortelles.

L'anévrysme peut encore se terminer par *suppuration* ou par *gangrène* ; ce sont là des accidents qui sont la conséquence d'une infection soit au niveau du sac lui-même, soit dans son voisinage.

En cas de suppuration l'abcès formé est ordinairement péri-anévrysmal; il s'accompagne toujours de la coagulation du sang dans la poche. Cet abcès s'ouvre spontanément ou bien il est ouvert par le chirurgien. Après l'écoulement du pus, il pourrait y avoir guérison complète si la paroi du sac était restée intacte; mais il n'en est jamais ainsi. Le plus ordinairement la paroi est atteinte elle-même par la suppuration; elle se perfore dès que l'abcès est ouvert, les caillots sont entraînés avec le pus, et il se produit immédiatement une hémorrhagie mortelle. Quelquefois la perforation du sac anévrysmal n'a lieu que quelques jours après l'ouverture de l'abcès; l'hémorrhagie est alors plus tardive, mais elle n'en est pas moins excessivement grave. Certains auteurs toutefois supposent que, lorsque la perforation du sac est ainsi retardée, il peut se former des caillots assez résistants pour oblitérer l'orifice artériel du sac et prévenir l'hémorrhagie.

La gangrène du sac est aussi grave que la suppuration, car les conséquences sont les mêmes. Malgré l'existence des caillots dans la poche, celle-ci est ouverte très largement par suite de la chute des eschares développées en un ou plusieurs points de son étendue. L'hémorrhagie est donc encore plus à craindre que dans l'abcès. Quelques auteurs cependant admettent la possibilité de la guérison malgré cette redoutable complication; Hogdson en particulier en cite un exemple à propos d'un anévrysme du pli de l'aine.

QUATRIÈME PARTIE

CHAPITRE I

SYMPTÔMES

Nous devons diviser les symptômes de l'anévrysme en deux catégories bien distinctes : les uns dépendent de la maladie elle-même, de la tumeur développée sur le trajet d'une artère, ils lui sont propres ; les autres sont le résultat de la présence d'une tumeur dans une région occupée par divers organes qui sont de ce fait plus ou moins comprimés ou gênés dans leur fonctionnement normal.

Cette dernière classe de symptômes peut au premier abord nous apparaître importante ; toutefois si les phénomènes de compression n'ont pas une valeur aussi grande que les autres dans la symptomatologie de l'anévrysme, il n'en est pas moins vrai que ce sont les premiers troubles accusés par les malades, et observés par les médecins. Or, à ce titre il importe donc qu'ils ne soient pas passés sous silence ; aussi croyons-nous devoir les étudier avec quelques détails.

Symptômes propres à l'anévrysme. — Ces symptômes, qui tiennent à la nature même de la tumeur anévrysmale, varient suivant une foule de circonstances ; ils se modifient suivant le volume de l'anévrysme, la largeur de communication de la poche avec l'artère, son siège plus ou moins profond dans les tissus ou les cavités, l'état des parois de la poche, le contenu de celle-ci, etc., etc.

Il existe toutefois un ensemble de phénomènes qui ne manquent jamais, qu'on est à même de pouvoir toujours observer, malgré qu'ils se perçoivent et se constatent quelquefois avec la plus grande difficulté, et que l'on peut imaginer par le fait même de la nature de la maladie. C'est ainsi que la tumeur anévrysmale devra présenter des pulsations isochrones à la diastole artérielle; qu'elle subira des modifications variables dans son volume, selon qu'une compression sera exercée au-dessus ou au-dessous d'elle sur le vaisseau qui la porte ; qu'elle devra, par le fait de sa situation sur le trajet d'une artère, modifier le cours du sang dans la portion périphérique de l'artère malade et dans les branches qui naissent de celle-ci ; c'est ainsi enfin que cette tumeur devra présenter à l'examen par la palpation à cause de sa structure spéciale, certains caractères de consistance, de résistance ou de mollesse qui, joints à d'autres signes, ont une certaine valeur diagnostique.

Les malades ignorent souvent, pendant des mois et des années, l'existence d'un anévrysme dont ils sont atteints, parce que cet anévrysme se développe lentement, et d'une façon tout à fait insidieuse, surtout s'il siège sur une artère profondément située.

Quand l'anévrysme se développe sur une artère superficielle, il se montre ordinairement sous la forme d'une tumeur d'abord petite, ayant très peu de relief, mais qui à la longue grossit et s'accuse de plus en plus nettement par un volume assez marqué, en même temps que par un soulèvement de la peau, dont la coloration reste normale.

Cette tumeur est plus ou moins accessible à la palpation ; elle est ordinairement molle, fluctuante, réductible et tout à fait indolente. Mais ces caractères de mollesse, de fluctuation et de réductibilité sont sujets à variation. Très nets dans certains cas où la paroi est à peu près normale, et tout à fait au début quand les strates fibrineuses qui la doublent sont peu nombreuses, ils peuvent, non seulement être assez difficilement perçus, mais aussi faire complètement défaut, quand la poche contient en grande abondance des caillots fibrineux, et que la paroi du sac s'est épaissie et calcifiée.

La palpation permet de constater au niveau de la tumeur des battements isochrones à la systole cardiaque et à la diastole artérielle. Dans certains cas d'anévrysmes très volumineux et superficiels ont peut même les constater facilement à la vue. Il existe alors un véritable soulèvement de la surface à chaque contraction cardiaque. Ce soulèvement est produit par l'arrivée du sang dans la poche : c'est un véritable mouvement d'*expansion*, que l'on perçoit d'autant mieux et plus facilement qu'on peut appliquer les doigts sur plusieurs points de la surface de l'anévrysme. Alors à chaque pulsation artérielle la poche se dilate véritablement et se distend sous la main qui l'explore. Ce mouvement d'expansion est tout à fait distinct de celui qu'on observe quelquefois au niveau des tumeurs situées sur le trajet de grosses artères et qui sont soulevées par elles à chaque ondée sanguine. Ce signe a une importance considérable, car il permet de ne pas confondre un anévrysme avec une autre tumeur mise en mouvement par des battements artériels.

Les battements perçus au niveau de l'anévrysme sont d'autant plus accusés que l'orifice de communication est plus large, qu'il y a moins de caillots actifs formés; ils sont au contraire peu marqués quand l'orifice de communication est étroit, ou que les caillots fibrineux arrivent à diminuer dans une mesure considérable la capacité de la poche anévrysmale. C'est pour cette raison que, lorsque les pulsations, d'abord très fortes, diminuent et deviennent de plus en plus faibles dans un anévrysme traité ou non, on peut supposer que cet anévrysme est en voie de guérison spontanée.

En plaçant les doigts sur la tumeur, sans qu'il soit besoin d'exercer une pression quelconque, on perçoit un frémissement tout particulier, vibratoire, auquel on a donné le nom de *thrill*. Ce signe est loin d'être constamment observé; quand il existe, il est assez faible, intermittent, à exacerbations saccadées, et isochrone avec les battements de la tumeur; il est au contraire très développé et continu dans les anévrysmes artérioso-veineux.

Quand on ausculte l'anévrysme avec un stéthoscope, on entend un bruit de souffle qui est isochrone à la systole cardiaque et à la diastole artérielle; il est également intermittent. En général ce souffle est rude, râpeux, très accentué, et plus court que le silence qui le suit. Très variable dans son intensité et dans ses modalités, il rappelle tantôt un frôlement rapide, tantôt un bruissement, tantôt un bruit de scie, de râpe, de cuir rigide; quelquefois il a un timbre musical tantôt assez bas, tantôt assez élevé et même aigu.

A quoi est dû ce bruit de souffle et comment peut-on expliquer les variations si nombreuses que je viens de signaler?

C'est le frottement du sang sur les bords de l'orifice de communication du sac qui en est la cause; en effet, si l'on exerce une compression sur l'artère au-dessus de l'anévrysme, on le fait disparaître totalement si la compression est assez forte pour arrêter le cours du sang; si la lumière du vaisseau n'est pas complètement effacée, il sera simplement affaibli et moins perceptible. Dès qu'on lève la compression sur l'artère, le bruit de souffle reparaît et il a la même force et le même timbre qu'avant. Il y a plus, la compression étant exercée sur la périphérie du vaisseau, au-dessous du sac anévrysmal, le bruit de souffle est renforcé et devient plus fort en même temps qu'il se perçoit bien plus nettement.

Quant à ses variations, à ses diverses modalités, elles résultent de l'état de l'orifice, de la régularité plus ou moins nette des bords de celui-ci, de sa largeur. Plus l'orifice sera étroit, plus le bruit de souffle sera rude et aigu; plus il sera large, plus le bruit sera sourd; il arrive même quelquefois qu'il est tout à fait imperceptible quand l'orifice présente une largeur exagérée. Enfin dans certains cas tout à fait exceptionnels le bruit de souffle est double, à la fois systolique et diastolique ; nous reviendrons plus loin sur cette dernière particularité, qui ne s'observe que dans certaines conditions et sur certains anévrysmes.

Une pression assez forte sur l'artère au-dessous du sac est suivie d'une augmentation de volume de la tumeur, ou plutôt d'une distension plus ou moins accusée et perceptible à la main au moment où l'on arrête le cours du sang dans le vaisseau au-dessous de l'anévrysme. Au contraire, si l'on comprime l'artère au-dessus de la poche, on constate la disparition des battements, du mouvement d'expansion, du bruit de souffle, puis la tumeur s'affaisse, diminue de volume autant que le permet la souplesse des parois.

Il est également très facile de constater que les pulsations artérielles sont très faibles au-dessous de la tumeur ; dans certains cas elles sont à peine sensibles, enfin quelquefois même elles sont imperceptibles et semblent faire tout à fait défaut. Ce signe a une valeur très grande, car il permet souvent à lui seul de déterminer exactement le vaisseau sur lequel siège l'anévrysme. A cette faiblesse des pulsations artérielles, il faut joindre un retard du pouls au niveau de l'artère ou des branches qui en dépendent, parce que la poche anévrysmale forme un diverticulum assez étendu pour ralentir l'arrivée du sang à la périphérie. Ce retard de la diastole artérielle s'observe avec la plus grande facilité dans les cas d'anévrysme de la crosse de l'aorte. Quant à la faiblesse du pouls, elle s'explique par ce fait qu'une partie seulement de l'ondée sanguine pénètre dans le bout inférieur de l'artère, l'autre partie pénétrant dans le sac.

Avec le sphygmographe on se rend très bien compte de la diminution d'intensité des battements artériels au-dessous de l'anévrysme, surtout dans les cas où cette diminution est assez faible pour ne pouvoir être constatée par la simple pulsation. La ligne ascendante est alors ordinairement courte et oblique, le crochet du sommet fait défaut, à la réunion de la ligne ascendante et de la ligne descendante, et celle-ci descend obliquement sans aucun relief de dicrotisme. Dans certains cas le tracé sphygmographique est constitué par des ondulations régulières dans lesquelles la ligne d'ascension a une longueur presque égale à la ligne de descente.

Les recherches de Marey et de F. Franck ont montré que la vitesse de transmission de l'ondée sanguine est notablement diminuée par le fait de l'interposition d'une poche extensible ; aussi le mouvement du sang, qui à l'état normal se fait d'une façon intermittente, est par cela même transformé en un mouvement presque continu.

Comme conséquence de la diminution de la vitesse du cours du sang au-dessous de la poche de l'anévrysme, il faut aussi noter le retard de la pulsation artérielle sur la systole cardiaque, retard dont nous avons parlé plus haut, et qui se constate facilement sur des tracés pris en même temps sur l'artère et au niveau du cœur.

La force et l'intensité de la diastole artérielle sont loin d'avoir l'importance qu'a le retard de la pulsation. En effet, à propos de l'anévrysme de l'aorte, P. Franck a montré qu'une tumeur ganglionnaire ou autre pouvait, en comprimant le premier ganglion thoracique, produire dans le membre correspondant une paralysie vaso-motrice qui donne à la pulsation et au tracé une amplitude anormale. De même, en cas de compression d'un vaisseau artériel par une tumeur quelconque, le tracé pris sur ce vaisseau au-dessous du point comprimé nous indiquera des pulsations faibles, mais tout à fait indépendantes d'une tumeur anévrysmale.

Il y a donc lieu de ne pas accorder trop de valeur

aux modifications du pouls au point de vue de sa vigueur et de sa force; mais, quel qu'il soit, petit, faible, large ou fort, s'il est en retard sur la systole cardiaque, il a une valeur absolue, car il permet d'affirmer l'existence d'un anévrysme en même temps qu'il indique le vaisseau qui en est porteur.

Tels sont les signes fournis par l'exploration de l'anévrysme; mais, ainsi que nous l'avons déjà fait remarquer, il existe une foule de circonstances qui peuvent les modifier. L'épaississement de la paroi du sac et l'existence dans la cavité de ce sac d'un grand nombre de caillots fibrineux rendent les battements plus faibles; ces derniers peuvent même disparaître d'une façon absolue au fur et à mesure que la poche se remplit. C'est pour la même raison que les bruits de souffle, que le mouvement d'expansion, diminuent puis disparaissent, et que la réductibilité de la tumeur, facile à obtenir au début par la compression de la poche, est absolument impossible à un moment donné.

Il importe, et c'est pour cela que nous insistons si longuement sur ce point, et que nous y revenons en ce moment, de bien avoir présentes à l'esprit toutes ces modifications, toutes ces variations des signes de l'anévrysme, parce que si on les méconnait on est exposé à des erreurs de diagnostic dont la gravité est considérable à cause des accidents auxquels expose une intervention chirurgicale pratiquée dans des conditions défectueuses.

Avant de passer à l'étude des signes de compression, il nous paraît utile d'indiquer les particularités que présentent ceux que nous venons de passer en revue dans certains cas d'anévrysme de l'aorte; car, en outre des modifications qui résultent de l'état des parois du sac et du degré de coagulation du sang dans la poche, il y en a d'autres qui dépendent du siège de l'anévrysme.

Dans ces cas tous les signes dépendant de l'existence d'une tumeur anévrysmale se constatent; mais, étant donnés le gros calibre du vaisseau, le volume souvent très considérable de l'anévrysme et sa proximité du cœur, les phénomènes observés présentent certaines particularités très intéressantes et que nous devons faire connaître.

Les pulsations que l'on perçoit au niveau d'un anévrysme de l'aorte sont simples ou doubles.

Quand elles sont doubles, la première est plus forte et plus prolongée que la seconde. Pour expliquer l'existence de pulsations doubles ou simples, certains auteurs ont voulu faire jouer un certain rôle à la forme de la tumeur anévrysmale, d'autres ont incriminé la composition de la paroi du sac.

Mais il paraît prouvé aujourd'hui que l'unité ou la dualité des battements au niveau de l'anévrysme est le résultat du siège de la tumeur et de son voisinage plus ou moins rapproché du centre circulatoire.

Lorsqu'un anévrysme s'est développé sur la crosse de l'aorte, la pulsation est double, ou peut être double. Par contre, quand il a pris naissance sur l'aorte thoracique ou sur l'aorte abdominale, la pulsation est toujours simple. Le premier battement ne manque jamais, car il résulte de la distension brusque de la poche par l'ondée sanguine; c'est ce battement que l'on constate dans tous les anévrysmes, quel que soit leur siège. Dans les cas d'anévrysme de la crosse de l'aorte, la seconde pulsation est produite, soit par l'occlusion des valvules sigmoïdes de l'aorte qui arrêtent et refoulent dans la cavité du sac le sang qui tend à rétrograder au moment de la diastole cardiaque, soit par le reflux dans la poche d'une certaine quantité de sang provenant de grosses artères qui naissent de l'aorte.

Il s'ensuit donc que ce second battement ne peut se percevoir que dans la partie de l'aorte où se fait sentir le choc en retour des valvules sigmoïdes, et dans celle qui est accessible au reflux du sang par les artères carotides ou les sous-clavières.

Nous avons dit aussi que dans certains cas le second battement pouvait faire défaut; la raison de ce fait se trouve ou bien dans l'existence d'une insuffisance de l'orifice aortique, ou dans la présence d'une trop grande quantité de stratifications fibrineuses. Dans le premier cas, le choc en retour des valvules sigmoïdes est supprimé; dans le second, il y a impossibilité pour le sang qui pénètre dans la poche d'en distendre les parois.

Si au niveau des anévrysmes des membres on peut voir facilement les battements et les mouvements d'expansion, il n'en est pas de même pour les anévrysmes de la crosse de l'aorte. L'examen le plus attentif est souvent sans résultat, et l'œil le plus exercé ne peut arriver à surprendre le plus léger soulèvement au niveau de la base du thorax. C'est alors que l'anévrysme encore peu développé reste caché profondément dans la cage thoracique et qu'il ne peut encore arriver à se mettre en rapport avec la paroi. Dès qu'il arrive au contact de celle-ci, les battements deviennent visibles, et ils le sont d'autant plus nettement que les rapports de l'anévrysme avec elles sont plus étendus. Dans certains cas et même le plus souvent il faut user d'un artifice pour les constater; il faut regarder la paroi thoracique obliquement et de manière que le rayon visuel soit parallèle à la paroi; alors le moindre soulèvement devient facilement appréciable.

Il ne faut pas croire que ce sont les plus gros anévrysmes qui permettent la constatation des battements à la vue. Il arrive souvent de trouver à l'autopsie des tumeurs énormes sans que pendant la vie elles se soient accusées par des pulsations non seulement visibles, mais même perceptibles à la palpation. A l'auscultation on obtient également des résultats variables. Tantôt on entend de véritables bruits de percussion, des bruits de claquement; tantôt ce sont des bruits de souffle. Ces bruits sont également tantôt doubles, tantôt simples, doubles lorsque l'anévrysme occupe la crosse de l'aorte, simples quand la tumeur s'est développée sur le trajet de l'aorte thoracique ou abdominale. La raison de la dualité ou de l'unité des bruits de claquement est la même que celle qui produit les battements simples ou doubles. Quand on entend deux bruits de souffle, le second est toujours le résultat d'une insuffisance aortique, tandis que le premier est la conséquence des inégalités et irrégularités de l'ouverture de la poche, des inégalités des dépôts fibrineux et de la vibration produite au passage de l'ondée sanguine de l'artère dans la cavité du sac anévrysmal.

En dehors de ces particularités qui tiennent au siège de l'anévrysme sur la crosse de l'aorte, il faut noter que les tumeurs anévrysmales très profondément situées ne peuvent être reconnues que par l'auscultation et l'exploration du pouls; mais dans ces cas les signes de compression que nous allons étudier sont d'un grand secours; il arrive même que ce sont souvent les seuls phénomènes appréciables et qu'ils constituent à eux seuls la base du diagnostic.

Symptômes de compression. — Ces symptômes n'ont rien de particulier à l'anévrysme; ils peuvent se rencontrer toutes les fois qu'il y a une tumeur, et que celle-ci refoule et comprime les tissus et les organes qui sont dans son voisinage. C'est ainsi qu'on peut facilement imaginer les conséquences de cette compression, qui s'exerce avec d'autant plus d'intensité que l'anévrysme sera plus volumineux suivant que les vaisseaux, les nerfs ou tout autre organe seront intéressés.

A la compression des veines correspond un œdème plus ou moins apparent, et en rapport par son siège avec celui des vaisseaux dans lesquels la circulation est entravée. C'est ainsi qu'un anévrysme de l'axillaire pourra s'accompagner d'un œdème de la main et de l'avant-bras, que l'anévrysme poplité provoquera une infiltration du pied et de la jambe, que l'œdème de la face, du cou, auquel se joint souvent la turgescence veineuse, est un des bons signes de l'existence de l'anévrysme de la crosse de l'aorte.

Des douleurs intenses, de véritables accès névralgiques, sont le résultat habituel de la compression des nerfs. Telles sont les névralgies intercostales dans le cas d'anévrysme de l'aorte thoracique ; telles sont aussi les névralgies crurales en cas d'anévrysme de l'artère fémorale, etc. D'autres fois ce sont de véritables paralysies, ou bien simplement des phénomènes d'engourdissements passagers ou permanents, quelquefois encore on rencontre de l'anesthésie dans la zone de distribution du nerf comprimé.

C'est pour cette raison que dans l'anévrysme de la crosse de l'aorte on observe si souvent des altérations de la voix, de la dysphonie ou de l'aphonie, suivant que l'un ou les deux nerfs récurrents sont comprimés, et que les cordes vocales sont paralysées d'un côté seulement ou des deux côtés à la fois. Par contre, lorsque la compression des récurrents ne va pas jusqu'à produire leur paralysie, et qu'elle ne provoque que de l'excitation de ces nerfs, on observe des phénomènes spasmodiques. Or, comme il arrive ordinairement que le récurrent d'un seul côté soit interessé, le spasme est unilatéral et il se manifeste par un trouble de la phonation assez particulier auquel on a donné le nom de voix *bitonale*. Les adénopathies au contraire déterminent un spasme bilatéral, car elles sont ordinairement distribuées des deux côtés; de sorte que la présence de la voix bitonale dans un cas donné peut être d'un grand secours pour le diagnostic.

Les modifications pupillaires, qui ont aussi une très grande importance dans le diagnostic de l'anévrysme de la crosse de l'aorte, sont dues également à une compression du grand sympathique. Suivant qu'il y a excitation produite ou paralysie de ce nerf, on se trouvera en présence d'une dilatation ou d'une contraction de la pupille.

Le même anévrysme de la crosse provoquera, toujours par le même mécanisme, des troubles de la respiration (dyspnée persistante, accès pseudo-asthmatiques) en comprimant la trachée ou l'une des bronches, et de la dysphagie en diminuant le calibre de l'œsophage. Enfin l'usure des os, les luxations spontanées, au niveau du sternum et de la clavicule, et même de la colonne vertébrale, sont choses assez connues pour qu'il suffise de les signaler.

CHAPITRE II

MARCHE, TERMINAISONS, PRONOSTIC ET DIAGNOSTIC

La marche des anévrysmes n'est pas toujours la même. La poche s'accroît sans cesse, tantôt d'une façon insensible, tantôt rapidement et par saccades. Lorsque les parois du sac se doublent de stratifications fibrineuses, lorsqu'elles s'incrustent de sels calcaires, la cavité diminue et tend à disparaître; le volume de la tumeur anévrysmale devient moindre, en même temps que la consistance devient de plus en plus ferme.

Alors les signes de réductibilité, les mouvements d'expansion, les battements, les bruits de souffle, deviennent de moins en moins appréciables; ils finissent même par disparaître d'une façon absolue quand, à la suite de l'accumulation des caillots, la cavité du sac s'oblitère tout à fait.

Quelquefois la tumeur subit un retrait rapide, en même temps qu'elle est le siège de vives douleurs; puis on ne trouve bientôt plus qu'un noyau petit, indolent et dur, à la place de l'ancien anévrysme.

Le plus souvent la tumeur anévrysmale se développe

en refoulant et comprimant de plus en plus les muscles, les aponévroses, les tendons, les vaisseaux, et les nerfs; usant les os; luxant les articulations; puis elle arrive sous les téguments. — A partir de ce moment on peut voir survenir une inflammation, un abcès, qui se forme entre la peau et la tumeur; cet abcès s'ouvre à l'extérieur en même temps qu'il détruit les parois du sac, et l'on voit alors s'écouler du pus en plus ou moins grande abondance, mélangé à des caillots noirâtres. Cet écoulement précède de près ou de loin une hémorrhagie qui est très souvent mortelle.

La gangrène peut s'observer également, quoique cependant elle soit plus rare que l'abcès; elle a les mêmes conséquences et la même gravité.

Dans les anévrysmes internes, l'ouverture du sac se fait dans les cavités de voisinage, mais après la formation d'adhérences plus ou moins intimes entre la poche et l'organe intéressé. Le sang s'épanche alors avec brusquerie dans le péricarde ou la plèvre, dans l'estomac, dans la trachée, dans les bronches ou dans un vaisseau; on comprend facilement combien sont redoutables de tels accidents.

L'ouverture de l'anévrysme dans une veine (aorte et veine cave supérieure, — carotide interne et sinus caverneux, — artère et veine fémorale, etc.) détermine ce qu'on désigne sous le nom d'anévrysme artérioso-veineux. Cet anévrysme a des signes tellement particuliers que toute erreur est impossible, ainsi que nous le verrons à propos du diagnostic.

Pronostic. — Il y a peu de chose à dire maintenant sur le pronostic des anévrysmes en général.

Il est toujours sérieux, mais la gravité varie dans chaque cas en particulier, suivant le siège, la forme, le volume de l'anévrysme, et les complications. Les progrès de la thérapeutique, et surtout l'emploi de la compression indirecte, avec tous ses perfectionnements, ont notablement changé le pronostic des anévrysmes dits chirurgicaux. Quant aux anévrysmes internes, et en particulier l'anévrysme de l'aorte, il comporte un pronostic exceptionnellement grave, à cause de l'insuccès habituel des interventions et des accidents rapidement mortels auxquels est exposé le malade qui en est atteint.

Diagnostic. — En général facile, le diagnostic des anévrysmes présente dans quelques cas de réelles difficultés, parfois même si grandes que des chirurgiens justement célèbres ont commis des erreurs fort graves.

On peut prendre un anévrysme pour un abcès, pour une tumeur solide animée de battements, tels que les cancers hématodes, les tumeurs pulsatiles des os. On peut le confondre avec des tumeurs qui sont tout simplement en rapport avec une artère; enfin il faut encore en distinguer les angiomes, les varices anévrysmales et les anévrysmes artérioso-veineux.

Le diagnostic d'un anévrysme comporte donc le fait de s'assurer de sa présence en ne le confondant pas avec d'autres tumeurs. Il faut ensuite bien préciser l'artère et le point de cette artère au niveau desquels il siège; enfin il est de toute utilité de rechercher l'état de la poche et de la circulation collatérale pour pouvoir se guider dans le choix des moyens thérapeutiques.

Quand l'anévrysme se présente avec ses caractères de tumeur molle, réductible, pulsatile, avec expansion, le diagnostic est toujours facile; mais les modifications subies par la tumeur, le développement des caillots dans le sac, la formation d'un abcès à sa surface ou dans son voisinage, sont toujours l'origine de difficultés très grandes et qu'on ne saurait trop avoir présentes à l'esprit pour ne pas commettre de déplorables erreurs.

La plus grave erreur que l'on puisse commettre, c'est de prendre un anévrysme pour un *abcès*, car cette erreur entraîne fatalement une intervention qui est ordinairement suivie de la mort de l'opéré.

Dans ces cas, on trouve toujours un abcès plus ou moins volumineux dans la région occupée par l'anévrysme: cet abcès recouvre la tumeur, il empêche de percevoir les battements et les mouvements d'expansion; ou bien il a provoqué par propagation inflammatoire la coagulation du sang dans la poche, au point que le chirurgien ne constate que les signes d'un abcès qu'il doit ouvrir; la tumeur anévrysmale sous-jacente n'est pas reconnue, ni même soupçonnée.

Instruit de la possibilité d'une erreur de ce genre, on devra se tenir sur ses gardes toutes les fois que l'abcès existe dans une région qui peut être le siège d'un anévrysme, comme à la base du cou, dans l'aisselle, au pli du coude, à l'aine, au creux poplité. Il faudra en outre étudier avec le plus grand soin l'état de la circulation artérielle au-dessous de l'abcès; souvent cette exploration permettra à elle seule de poser un diagnostic certain.

Par contre, il pourra arriver qu'un abcès placé sur le trajet d'une artère soit animé de battements transmis par le vaisseau; mais alors les battements ne sont pas accompagnés de bruits de souffle, et les mouvements d'expansion font défaut. Même dans ces cas où il n'y a pas anévrysme sous-jacent à l'abcès il faut que l'intervention avec le bistouri soit très prudente, sous peine de s'exposer à blesser l'artère.

Les *tumeurs solides* placées devant une grosse artère peuvent faire croire à un anévrysme en partie oblitéré par des caillots solides. Dans ce cas l'absence complète d'un mouvement d'expansion qui existe dans tous les anévrysmes à moitié oblitérés permettra de faire le diagnostic.

Les *tumeurs pulsatiles des os* sont très difficiles à distinguer des anévrysmes, et les erreurs commises sont fort nombreuses. En effet, les signes des deux affections ont une assez grande ressemblance, et quand une tumeur pulsatile, dépressible, présentant un bruit de souffle, est recouverte par une couche épaisse de parties molles, on comprend très bien que le doute puisse naître facilement dans l'esprit du chirurgien. Dans le *cancer vasculaire des os* on peut cependant constater que le bruit de souffle est faible, que les battements sont moins accusés, et que l'expansion manque de netteté ; mais il existe des anévrysmes au niveau desquels ces différents signes sont modifiés de la même façon, de sorte que l'hésitation est permise.

Quant aux *cancers hématodes*, ils ont une marche bien différente de l'anévrysme. Ils ont en outre une consistance dure et ferme, puis ils se ramollissent peu à peu. Le souffle n'y est pas net, et à un moment donné on voit survenir des troubles de la santé générale, un envahissement des ganglions, qui, joints à l'ulcération de la tumeur, ne permettent pas d'hésiter sur la nature de la maladie.

Enfin il sera facile de reconnaître les *dilatations artérielles simples* par la possibilité de réduire tout à fait la tumeur, qui ne renferme pas de caillots, soit en la comprimant, soit en exerçant la compression sur l'artère au-dessus d'elle. Du reste, il y a absence complète de bruits de souffle et de tout mouvement d'expansion.

Mais il ne suffit pas de reconnaître l'existence d'un anévrysme : il faut chercher à savoir quel en est le siège. La difficulté est souvent très grande dans certains cas. C'est ainsi que des anévrysmes de la crosse de l'aorte venant faire saillie à la base du cou ont été pris pour des anévrysmes de la carotide et traités comme tels. De même, dans tous les cas d'anévrysmes de l'artère vertébrale au cou, on a cru à des anévrysmes de la carotide.

Le diagnostic du siège de l'anévrysme est surtout difficile quand la tumeur occupe la base du cou ; on ne saurait dire le plus souvent si le sac est sur l'aorte ou sur le tronc brachio-céphalique, l'artère sous-clavière ou la carotide primitive.

Dans tous ces cas, le sphygmographe est d'un très grand secours, car ce sont les modifications subies par la circulation artérielle périphérique qui permettent d'assurer le diagnostic.

Nous avons fait remarquer déjà que le *thrill* est continu dans l'anévrysme *artérioso-veineux*, tandis qu'il est intermittent et isochrone aux pulsations de la tumeur dans l'anévrysme artériel. Dans le cas d'anévrysme artérioso-veineux, il est également très étendu, mais le premier caractère suffit pour établir le diagnostic.

CINQUIÈME PARTIE

TRAITEMENT

Le traitement des anévrysmes est certainement la partie la plus importante de leur histoire; aussi devons-nous entrer dans des développements assez étendus afin de mettre le lecteur au courant de toutes les méthodes employées jadis avec un certain succès, utiles encore aujourd'hui pour certains cas spéciaux, et de celles plus récentes dont la valeur thérapeutique est incontestable.

Dans un des chapitres précédents nous avons dit que l'anévrysme pouvait guérir spontanément, soit qu'il survienne une inflammation amenant l'oblitération du sac, soit que l'oblitération de la poche anévrysmale se produise par le dépôt successif et naturel de stratifications fibrineuses.

L'inflammation développée au niveau de la tumeur anévrysmale est pleine de dangers qui peuvent entraîner la mort des malades, tandis que la coagulation naturelle du sang est le procédé le meilleur, le plus efficace, en même temps que le plus innocent. C'est, dit Broca, la guérison naturelle.

Les divers procédés qui ont pour résultat d'obtenir le développement des caillots actifs sont donc les plus favorables et les plus sûrs, tandis que ceux qui ont pour but de guérir en provoquant une inflammation des parois de l'anévrysme sont dangereux et peu efficaces.

Il nous faut donc passer en revue les différentes méthodes de traitement, aussi bien médicales que chirurgicales, indiquer le manuel opératoire de ces dernières, et les comparer les unes aux autres en se basant sur les avantages ou les inconvénients qu'elles présentent. Malgré que les anévrysmes de chaque région réclament un traitement qui leur est plus spécialement applicable, nous ne pouvons dans ce travail étudier le traitement de chaque anévrysme en particulier; il nous suffira, croyons-nous, pour être utile au lecteur, d'indiquer à propos de chaque méthode les cas particuliers dans lesquels elle est plus particulièrement employée. Broca a donné des nombreux procédés thérapeutiques imaginés pour la cure des anévrysmes la division suivante :

1° Dans un premier groupe sont classées les *méthodes directes*, qui s'adressent directement à la tumeur dans le but de la détruire ou de la faire disparaître ;

2° Dans le second, sont rangées les *méthodes in-*

directes, qui n'agissent que secondairement sur l'anévrysme par l'intermédiaire de la circulation, et qui tendent simplement à provoquer dans le sac la coagulation du sang.

Les méthodes directes comprennent : l'*ouverture du sac*, l'*extirpation*, la *cautérisation*, l'application sur la tumeur de *styptiques*, de *moxas*, de *réfrigérants*, la *caloripuncture*, la *malaxation*, l'*acupuncture*, la *compression directe*, les *injections coagulantes* et la *galvano-puncture*.

a. L'*ouverture du sac*, ou *méthode ancienne*, a été préconisée par Antyllus, médecin grec du IIIe siècle. Elle fut pendant très longtemps la seule méthode à laquelle on avait recours quand on ne pratiquait pas l'amputation du membre. Mais, malgré les succès qu'elle obtint dans les XVIIe et XVIIIe siècles, elle fut définitivement remplacée par la méthode de la ligature au-dessus du sac.

Malgré que peu de chirurgiens la mettent en pratique aujourd'hui, elle a néanmoins de véritables avantages dans certains cas que nous indiquerons plus loin; aussi croyons-nous devoir la décrire avec quelques détails.

Le malade étant placé en face du jour, dans un lieu très éclairé, on commence par faire la compression de l'artère au-dessus du sac, avec la bande d'Esmarch, à moins qu'on ne se serve d'un aide pour faire une compression digitale, lorsque la bande ne peut être appliquée.

On fait alors sur la tumeur une incision dirigée suivant la direction de l'artère et qui dépasse de 1 à 2 centimètres le relief que forme le sac en haut et en bas. On divise ainsi les téguments, les aponévroses, on écarte les muscles et l'on arrive sur le sac ; mais on ne fait l'incision de ce sac qu'après s'être assuré qu'il ne présente plus de battements. Dès que le sac est ouvert, on le débarrasse de ses caillots, et l'on engage un stylet dans le bout supérieur de l'artère, qu'on isole et qu'on lie au-dessus de la tumeur. On agit de même pour le bout inférieur du vaisseau et l'on fait alors suspendre la compression.

Il arrive assez souvent qu'il s'écoule un peu de sang d'un ou plusieurs points du sac ou de la portion de l'artère comprise entre les deux ligatures. Si l'artère qui donne est un peu volumineuse, il est nécessaire de lier, sinon c'est inutile.

Ces précautions étant prises, on remplit la poche de bourdonnets de charpie et l'on exerce sur toute la plaie une compression modérée.

Cette opération est toujours délicate et même difficile pour plusieurs raisons.

Il est rare, en effet, qu'on puisse éviter, au moment de l'ouverture du sac, l'écoulement d'une certaine quantité de sang, dont la présence gêne la recherche des bouts de l'artère. De plus, cette recherche du vaisseau est rendue très difficile par la forme spéciale du sac, qui varie beaucoup, de même que par la situation de son orifice et la disposition des vaisseaux collatéraux.

Les dangers de cette méthode sont énormes à cause de l'hémorrhagie grave qui peut en résulter, puis de l'inflammation violente des parois du sac, entraînant une suppuration abondante et du sphacèle du membre.

Aussi beaucoup de chirurgiens préféraient-ils faire l'amputation du membre quand ils avaient affaire à des anévrysmes volumineux.

Toutefois, ainsi que nous le disons plus haut, elle a des avantages dans certains cas. Elle peut en effet être employée pour les petits anévrysmes de la radiale ou de la cubitale. Dans ces cas, elle est toujours suivie de succès; mais ailleurs elle n'exposerait les chirurgiens qu'à de graves accidents.

b. Une méthode tout aussi ancienne que la précédente consiste dans l'*extirpation* du sac anévrysmal. Oubliée pendant longtemps, elle a été reprise par Purmann, chirurgien allemand, vers la fin du

XVIIe siècle pour un anévrysme du pli du coude. La malade opérée guérit.

En 1854, Chapel de Saint-Malo employa l'extirpation pour un cas analogue, et guérit son malade.

Toutefois, étant données les difficultés opératoires, cette méthode eut peu d'adhérents. Elle est cependant fort avantageuse et même spécialement indiquée dans certains anévrysmes de la main, du pied, de l'aisselle, à cause de la richesse des cercles anastomotiques de ces régions, richesse qui empêche la ligature de donner de bons résultats.

On devra également recourir à l'extirpation dans les cas tout particuliers où les sacs sont minces, peu épais, en même temps que volumineux et recouverts par un tégument enflammé.

Nous ajouterons même qu'il est de toute nécessité de pratiquer l'extirpation de l'anévrysme quand, au cours de l'opération par la ligature, on constate que celle-ci ne supprime pas la circulation dans le sac.

Le manuel opératoire consiste à lier tout d'abord l'artère au-dessus et au-dessous du sac et de la sectionner en ces deux points. Alors on dissèque le sac en ayant soin de pincer les collatérales au fur et à mesure qu'on les rencontre, puis on l'enlève sans l'ouvrir.

c. La *cautérisation* fut employée très rarement.

Marc A. Séverin, en 1641, employa le *fer rouge* pour un anévrysme inguinal compliqué de gangrène et eut la chance de réussir; mais cette application du cautère actuel fut surtout employée pour empêcher les hémorrhagies plutôt que comme moyen curatif contre l'anévrysme lui-même.

Nous croyons que personne depuis n'a osé se servir du fer rouge dans le traitement des anévrysmes, et il ne viendra sans doute à aucun chirurgien l'idée d'employer un procédé aussi dangereux.

Le *chlorure de zinc*, le meilleur de tous les caustiques à cause de ses propriétés coagulantes, servit en 1841 à Girouard de Chartres pour obtenir la guérison d'anévrysmes du pli du coude, de la radiale et de la temporale. Sur quatre anévrysmes ainsi traités il obtint quatre guérisons, soit en lardant la tumeur avec les flèches de pâte de zinc, soit en ouvrant le sac et déposant le caustique dans sa cavité. En 1853, Bonnet de Lyon osa employer cette méthode pour un anévrysme de la sous-clavière, il fit du 6 janvier au 12 février, et presque tous les jours, des applications de pâte de zinc. qui. malgré des hémorrhagies répétées, amenèrent une guérison complète.

L'emploi des caustiques n'est pas à conseiller,

malgré les cas heureux que nous venons de citer; les malades sont exposés à trop de dangers, tels que hémorrhagies, suppuration, douleurs vives, pour qu'aujourd'hui on puisse se permettre d'en user.

d. Styptiques. — Les chirurgiens du moyen âge aimaient à se servir de liquides ou emplâtres astringents, tels que le tan, la poudre d'encens, l'emplâtre de cyprès, le vinaigre, l'eau de Rabel, le perchlorure de fer, etc. Nous ne faisons que signaler ces moyens, très en honneur autrefois, mais d'aucune efficacité.

e. Moxas. — Larrey, qui avait pour les moxas une prédilection toute particulière, les conseilla pour la cure des anévrysmes et les employa dans un cas d'anévrysme de l'iliaque externe; il y eut guérison. Les moxas ne pouvant agir efficacement qu'en provoquant une vive inflammation des parois du sac, on comprend les dangers de leur usage en pareil cas; aussi devons-nous dire que cette méthode est une des plus dangereuses, à cause des hémorrhagies graves auxquelles elle expose les malades.

f. L'usage des *réfrigérants* est inutile et souvent même dangereux. Inutile, car ils ne provoquent jamais la coagulation du sang dans le sac; nous disons aussi dangereux, car on a vu, à la suite de l'application de glace sur des anévrysmes, survenir des plaques de gangrène.

Les cas de guérison mis à l'actif de cette méthode par Guérin de Bordeaux et Reynaud de Toulon sont plutôt dus au repos prolongé auquel les malades ont été soumis.

g. La *malaxation* de la tumeur a été imaginée et employée par W. Fergusson dans deux cas d'anévrysmes de la sous-clavière. Dans un cas le résultat fut nul, dans le second il y eut guérison complète. Robert Little eut un succès complet dans un cas d'anévrysme de la sous-clavière. Blackmann et Teale employèrent également avec succès cette méthode pour des anévrysmes de la fémorale et de la poplitée.

Sans entrer dans une discussion sur la façon dont ces anévrysmes ont guéri, nous ferons remarquer que le pétrissage d'une tumeur anévrysmale expose à des accidents graves. Ce pétrissage a pour premier résultat de fragmenter les caillots contenus dans la poche, et d'exposer le malade à des manifestations emboliques de sièges divers, et dont les plus graves sont celles qui atteignent le cerveau. Ajoutons à cela la possibilité d'une inflammation de la poche anévrysmale et même de sa rupture pendant les manipulations. Il n'en faut pas davantage pour engager les chirurgiens à rejeter d'une façon absolue une méthode aussi dangereuse, malgré les succès qu'elle a donnés entre les mains de quelques-uns.

h. La *compression directe* de l'anévrysme, conseillée par A. Paré, a été employée par Tulpius pour un anévrysme de la radiale, puis par plusieurs autres médecins. Bourdelot imagina le premier un appareil compresseur de l'anévrysme. D'autres chirurgiens se servirent d'un bandage compressif. Tous les appareils en usage pour la compression indirecte peuvent être employés ici.

La compression de l'anévrysme doit être assez forte pour chasser tout le sang de la poche et mettre en contact les couches fibrineuses de façon à supprimer la circulation. Or ce résultat est impossible à obtenir dans les cas d'anévrysmes volumineux ou profondément situés. De plus la pression doit être maintenue longtemps, et, comme elle doit être assez forte, elle risque d'amener des eschares et la rupture consécutive de l'anévrysme. Alors même que ces accidents ne se produiraient pas, elle est ordinairement la source de douleurs intolérables : aussi, pour toutes ces raisons, est-il difficile d'en conseiller l'application d'une façon générale.

Toutefois, elle peut être utile dans certaines conditions dont nous donnons le détail.

Une compression directe, pratiquée avec mesure sans être trop forte, maintient les parois de l'anévrysme, les soutient, et peut ainsi s'opposer à leur rupture sous l'effet de l'impulsion sanguine. A ce point de vue et à la condition qu'elle soit modérée, la compression directe est utile, comme moyen adjuvant.

En second lieu, elle peut servir de moyen curatif dans les anévrysmes récents, traumatiques, et de petit volume, situés superficiellement et sur un plan résistant, tels que les anévrysmes de la radiale, de la cubitale, de l'humérale et de la temporale.

i. Injections coagulantes. — Monteggia eut le premier l'idée de faire coaguler le sang dans le sac anévrysmal en y injectant un liquide capable de provoquer sa coagulation. Après lui Leroy d'Étiolles ainsi que Wardrop s'occupèrent de la question et conseillèrent l'emploi de l'alcool (Leroy), ou de l'acide acétique (Wardrop).

Après des recherches et expériences nombreuses, Pravaz insista sur l'utilité du perchlorure de fer, et, en 1853, Raoult Deslonchamps en fit la première application, qui fut suivie d'un heureux résultat. Après lui Niepce et Serres d'Alais obtinrent chacun la guérison d'un anévrysme traité par cette méthode.

Mais à la suite de ces succès vinrent les revers, à

cause desquels l'Académie proscrivit l'emploi des injections coagulantes dans les anévrysmes, malgré les réserves de Velpeau et Laugier, et sur le réquisitoire de Malgaigne.

Toutefois, la méthode ne fut pas complètement abandonnée, et elle compta encore des cas de guérison à son actif, de sorte qu'il y aurait exagération à rejeter sans examen ce mode de traitement.

D'après les expériences de Giraldès et Goubaux et celles de Debout, il est tout à fait dangereux d'employer du perchlorure de fer marquant plus de 30 degrés ; et même, comme les solutions titrées à 20 et 15 degrés ont des propriétés coagulantes assez énergiques, tout en ne risquant pas de détruire les parois vasculaires, il est bon de n'employer que ces dernières.

Une première difficulté consiste à savoir la quantité même approximative de sang contenue dans la poche, et par conséquent la proportion de perchlorure qu'il faut injecter, puisque d'après les observations de Giraldès il faut dix gouttes de la solution titrée à 15 degrés pour solidifier 3 centimètres cubes de sang. En outre, il est souvent impossible de faire au-dessus et au-dessous de la tumeur une compression assez efficace pour empêcher totalement la circulation, de sorte que le renouvellement même incomplet du sang dans le sac rend nécessaire l'injection d'une plus grande quantité de perchlorure de fer.

Par contre, si l'injection est trop forte, elle expose à des accidents excessivement graves, dont nous parlerons plus loin.

En dehors des cas où de tout petits anévrysmes ont été guéris par une seule injection, la coagulation est d'abord partielle, et pour l'obtenir complète il faut deux ou trois injections, alors même que la compression au-dessus et au-dessous du sac est bien faite et supprime la circulation dans l'anévrysme.

Le caillot déterminé par le perchlorure de fer est solide et résistant et en général ne se redissout pas, une fois obtenu; alors la guérison est la règle.

Il est loin d'en être toujours ainsi; et en effet, à la suite des injections il se produit des accidents d'inflammation, de suppuration, de gangrène et d'hémorrhagies qui rendent cette méthode dangereuse. Il est certain que ces complications ne sont que le résultat d'une infection produite au moment de l'opération par le manque d'antisepsie, et qu'aujourd'hui elles sont moins à redouter.

Pour faire l'injection de perchlorure de fer dans la tumeur, on se sert d'une seringue de Pravaz ordinaire, ou mieux maintenant d'une seringue nouveau modèle pouvant être rendue facilement aseptique. Après avoir pris les précautions voulues d'antisepsie de la peau au niveau de la poche, on y introduit l'aiguille seule, et l'on s'aperçoit qu'elle a pénétré dans le sac quand on peut la faire mouvoir en tous sens, et qu'il s'écoule un peu de sang. On adapte alors la seringue à l'aiguille et l'on pousse doucement le piston pour faire pénétrer dans l'anévrysme le nombre de gouttes voulu. En même temps que l'injection se fait on malaxe doucement la tumeur pour répandre uniformément la solution et tâter en même temps le degré de solidification obtenu. Il arrive souvent qu'il suffit d'un nombre de gouttes de perchlorure moindre que celui indiqué par les expériences, alors il faut s'arrêter. On retire la seringue, en ayant soin de tirer au préalable le piston en arrière pour que quelques gouttes de perchlorure ne sortent pas dans le trajet.

Ce manuel opératoire est toujours précédé d'une compression que l'on maintient complète sur l'artère au-dessus et au-dessous du sac anévrysmal, pendant tout le temps de l'opération. Cette compression du vaisseau est absolument nécessaire. Il faut même la maintenir encore pendant une dizaine de minutes après l'injection faite pour permettre une solidification plus complète du caillot ainsi formé, et le rendre plus résistant.

Tout le sang contenu dans l'anévrysme n'a pu être coagulé en une seule séance; il faut alors renouveler l'injection. En général il est bon d'attendre dix ou quinze jours pour faire cette seconde injection. Dans le cas où une troisième devient nécessaire, il faut mettre le même intervalle de temps entre la deuxième et la troisième séance.

Quant aux anévrysmes qui peuvent être traités de cette façon, ce ne sont que les petits, et ceux qui par leur siège permettent une compression totale et complète du vaisseau au-dessus et au-dessous de la tumeur. Cette méthode peut enfin être employée comme complément de la ligature par la méthode de Brasdor, quand celle-ci ne réussit pas à supprimer les battements dans le sac anévrysmal. Dans certains cas elle est la seule méthode qui puisse être appliquée, toutes les autres ne pouvant être employées. C'est ainsi que Nélaton guérit après deux injections un malade atteint d'anévrysme de la fesse.

j. Acupuncture. — Une aiguille ayant été passée à travers l'artère crurale d'un chien par Velpeau, détermina l'oblitération du vaisseau par un caillot fibrineux solide. De ce fait le chirurgien pensa qu'on pouvait ainsi provoquer l'oblitération des anévrysmes.

Philips aurait guéri par ce moyen un anévrysme de la région parotidienne. Dans d'autres cas la coagulation du sang dans le sac ne put être obtenue, il survint même des hémorrhagies mortelles. A la suite des graves accidents d'hémorrhagie provoquée par l'introduction des aiguilles dans le sac d'anévrysmes volumineux, on se contenta de l'employer pour les petits anévrysmes. Malgaigne, dans deux cas d'anévrysmes de la temporale, gros l'un comme un pois, l'autre comme une grosse lentille, passa à travers la tumeur deux épingles à insectes, en croix, sur lesquelles il jeta un fil comme pour la suture entortillée; la guérison fut complète au bout de quinze jours.

Cette méthode n'a donc réussi qu'une seule fois et pour de très petits anévrysmes. Dans ces cas seulement elle peut donc être employée sans inconvénients st sans accidents.

k. Calori-puncture. — Ce mode de traitement n'a jusqu'ici été employé qu'une seule fois par Everard Home pour un énorme anévrysme de l'iliaque externe traité déjà inutilement par la ligature d'après la méthode de Brasdor. Après trois séances dans lesquelles on engagea dans la tumeur des aiguilles qu'on porta ensuite au rouge blanc, les pulsations de l'anévrysme disparurent complètement et d'une façon définitive. Comme ce fait est le seul où cette méthode fut employée, on ne peut juger de sa valeur; il nous suffit donc de signaler le cas et la possibilité d'obtenir de cette façon la guérison d'anévrysmes rebelles à d'autres modes de traitement.

l. Galvano-puncture. — C'est à Pravaz et Guérard qu'il faut rapporter la première idée de l'application du galvanisme au traitement des anévrysmes. De 1831 à 1845, on se borna à des expériences sur les animaux et à des tentatives peu satisfaisantes sur l'homme. A cette époque Pétrequin reprit la question et fit connaître un cas d'anévrysme traité avec succès par cette méthode. L'année suivante, en 1846, Ciniselli de Crémone guérit également un anévrysme de cette façon. En 1851, Roinet signalait, dans un rapport à la Société de chirurgie, trente-deux cas d'anévrysmes traités par l'électricité, et sur ce nombre dix succès. Ciniselli, en 1857, rapportait, dans un mémoire à l'Académie de Turin, cinquante cas d'anévrysmes dont vingt-trois guérirent par cette méthode.

L'application de ce mode de traitement a donné lieu à des travaux très intéressants quant à la façon dont le galvanisme agit sur le sang.

En analysant les observations, on constate que

l'électricité n'agit pas toujours de la même manière.

Ainsi, tantôt, et c'est le fait le plus rare, la coagulation se fait presque immédiatement; et dans l'espace de vingt à trente minutes on voit la tumeur durcir et perdre ses battements; d'autres fois, et le plus souvent, la solidification de la tumeur ne se constate qu'après plusieurs jours; il arrive même, dans certains cas, de ne la voir apparaître qu'après un, deux et trois mois, alors que tout espoir de guérison avait disparu. Il faut enfin ajouter que certains anévrysmes n'éprouvent aucune modification sous l'influence de ce traitement et que le sang n'a pas eu la moindre tendance à se coaguler.

Dans le cas de solidification rapide et presque immédiate de l'anévrysme, on doit admettre sans conteste que la formation du coagulum est la conséquence du passage du courant électrique à travers la masse sanguine contenue dans la poche. Il n'en est pas de même dans les cas plus nombreux où la coagulation du sang dans le sac survient plus ou moins tardivement.

D'après Boinet et Broca, le coagulum serait alors le résultat d'une inflammation développée au niveau des parois de la poche et consécutive au passage des courants électriques. Cela est possible et il peut en effet en être ainsi quand la solidification de la tumeur ne se fait pas trop attendre. Mais dans ces cas, ainsi que le fait observer Broca lui-même, il n'y a jamais aucun phénomène inflammatoire : pas de douleur, ni de rougeur, ni de chaleur. De plus, on a pu, dans certains cas, constater à l'autopsie l'absence absolue de toute lésion phlegmasique des parois du sac. Il semble donc que ce ne soit pas une inflammation qui détermine la solidification tardive de l'anévrysme.

Il paraît plus plausible d'admettre, avec Richet, la continuation lente de la coagulation dans le sac, puisque la présence d'un caillot même très petit dans le sac provoque, ainsi qu'on le sait, la formation d'autres caillots.

On s'est demandé sur quel élément du sang agit l'électricité, et si les caillots ainsi formés avaient les mêmes qualités et les mêmes propriétés que les caillots ordinaires. Les recherches de Regnault et Broca ont démontré que les courants électriques agissent surtout en coagulant l'albumine, mais qu'ils provoquent aussi la coagulation de la fibrine, qui en se précipitant doit englober des globules. Ces caillots se distinguent donc des caillots ordinaires en ce qu'ils contiennent beaucoup d'albumine, qui manque ou à peu près dans les autres. Il s'ensuit qu'ils doivent être moins solides et moins résistants, ainsi que le prouve, du reste, l'analyse des observations, puisqu'il n'est pas rare de voir des anévrysmes, d'abord solidifiés, se ramollir plus tard.

Quoi qu'il en soit de cette remarque, la solidification peut se faire, et se produit le plus souvent, sans quoi les cas de guérison durable n'auraient pu être observés.

Des accidents très sérieux sont malheureusement à craindre dans l'application de cette méthode de traitement des anévrysmes ; il importe que nous les fassions connaître.

Il faut citer en première ligne l'inflammation provoquée par l'introduction des aiguilles ou le passage du courant. Il est à supposer que si les anciens chirurgiens craignaient cet accident, c'est qu'ils ne connaissaient pas la nécessité d'une antisepsie rigoureuse. Des aiguilles malpropres introduites dans le sac anévrysmal ont pu donner lieu à des inflammations suppuratives, et c'est sans doute à cette cause qu'il faut attribuer l'accident de cette nature dans un cas d'anévrysme de l'artère poplitée, traité par Velpeau. Aujourd'hui cette complication doit être évitée, si l'on suit dans l'application de la méthode toutes les règles d'une antisepsie sérieuse.

L'hémorrhagie a été observée surtout au moment où les aiguilles mises en place étaient retirées. Mais cet accident n'est à craindre que si les aiguilles dont on se sert sont trop grosses, si l'on introduit un nombre trop considérable à la fois et surtout si on les laisse en place pendant plusieurs jours. Dans le cas où l'on n'emploie que de fines aiguilles, en petit nombre et pendant un temps assez court, s'il s'écoule un peu de sang, il suffira d'une légère compression ou de l'application de compresses froides pour l'arrêter.

Un troisième accident qu'il faut craindre et qui résulte d'une mauvaise application des courants électriques, est la formation d'eschares. Celles-ci se développent autour des piqûres, peuvent se limiter à la peau, et alors le danger n'est pas grand; mais souvent elles s'étendent aux parties profondes, à la paroi du sac, et dans ce cas elles sont l'occasion d'hémorrhagies graves et ordinairement mortelles.

Malgré tout, la galvano-puncture compte un certain nombre de succès; aussi convient-il de l'étudier dans son manuel opératoire, qu'il importe de bien connaître afin de ne pas s'exposer à des accidents qui relèvent d'une application défectueuse.

1° Les appareils de faible intensité sont les seuls dont on doive se servir; tous les autres sont à rejeter.

2° Il faut n'employer que des aiguilles minces, fines, très lisses et non vernies.

Il est dangereux de se servir d'un grand nombre d'aiguilles à la fois; il est suffisant de n'en employer que quatre ou six au maximum suivant les cas.

Les aiguilles peuvent être en or, argent ou platine, et non en acier. Ce dernier métal s'oxyde en effet très facilement, de sorte que l'aiguille d'acier perd son poli, devient rugueuse et plus grosse, et qu'on peut alors avoir de la difficulté pour la retirer et qu'on s'expose à déchirer les tissus qu'elle traverse. Malgré que l'acier conduise mieux l'électricité que les autres métaux, il faut le laisser de côté pour employer les autres métaux; il semble cependant que le platine ait quelques avantages sur les autres.

Le danger le plus sérieux de la galvano-puncture est, comme nous l'avons dit, la production d'eschares autour de chacune des aiguilles mises en place; aussi pour essayer d'éviter ce redoutable accident Broca conseillait-il formellement de n'employer que des aiguilles vernies dans toute l'étendue qui pouvait être en contact avec les parties molles. Mais Ciniselli regarde ce moyen comme inutile et illusoire, d'autant plus que l'application d'un vernis sur les aiguilles en augmente l'épaisseur en même temps qu'elle diminue le poli de leur surface.

A la suite d'expériences très intéressantes, Ciniselli a remarqué que l'eschare qui se forme autour de l'aiguille positive est superficielle, se dessèche et se détache sans accidents; tandis que celle qui se développe au niveau de l'aiguille négative est plus large, et compromet le succès de l'opération par l'hémorrhagie à laquelle elle expose le malade.

3° Pour obvier à ce danger, Ciniselli ainsi que la commission de Turin conseillent d'appliquer l'électricité d'une façon toute particulière.

La petite eschare formée autour de l'aiguille positive créerait autour de celle-ci un cercle d'isolation empêchant l'action de l'électricité de gagner les tissus voisins; elle remplit donc le rôle d'un vernis isolant. Par contre, l'eschare produite par l'aiguille négative ne posséderait pas cette propriété.

Par conséquent, on introduit dans le sac le nombre d'aiguilles que l'on croit nécessaire, quatre ou six au maximum, puis on entoure la base de la tumeur anévrysmale d'une bande de linge mouillé avec de l'eau salée et sur laquelle on applique le pôle négatif.

Alors, au lieu de mettre en même temps toutes les aiguilles en rapport avec le pôle positif, on n'applique que sur une seule le conducteur positif; on laisse le contact pendant deux minutes, puis on le porte sur une aiguille restée libre. Le fil négatif est alors appliqué sur l'aiguille ayant été au contact avec le pôle positif, et l'on continue la même manœuvre, de façon à ne faire passer l'électricité négative à travers une aiguille qu'après y avoir fait passer le courant positif. On change le contact toutes les deux ou trois minutes, dès qu'il y a formation d'une petite auréole noirâtre autour de l'aiguille en contact avec le pôle positif.

Il résulte de ce mode d'application de l'électricité que l'eschare grave que produirait le courant négatif ne peut se produire, puisque ce courant ne peut diffuser à travers la petite eschare due au courant positif et qui sert de vernis isolant.

Fancini a employé cette méthode avec un plein succès chez un malade de l'hôpital de Lodi, qui fut guéri d'un anévrysme du pli du coude, et chez lequel la guérison persistait au bout de deux ans.

4° Il est nécessaire que les aiguilles ne soient pas trop rapprochées les unes des autres; il faut donc les espacer et les placer dans une direction parallèle entre elles. Il y a aussi avantage à ce que les pointes soient plutôt divergentes que convergentes.

5° Il est de toute utilité de répéter les séances de galvano-puncture plutôt que d'employer un trop grand nombre d'aiguilles à chaque application.

6° Les courants interrompus doivent être employés de préférence aux courants continus; il est également très utile de faire l'inversion des courants.

7° Chaque séance ne doit pas durer plus de quinze à vingt minutes. Les aiguilles doivent alors être retirées avec la plus grande douceur et le plus lentement possible .Dès qu'elles sont enlevées, il est nécessaire, alors surtout que la coagulation n'est que partielle, de continuer la compression de l'artère au-dessus du sac afin d'empêcher le courant sanguin de dissocier les caillots nouvellement formés.

8° Plusieurs séances sont ordinairement nécessaires; mais celles-ci ne doivent pas être renouvelées tant que les effets produits par les précédentes n'ont pas disparu. Un certain temps est donc nécessaire pour ne pas s'exposer à des accidents qui seraient la conséquence de séances trop rapprochées et trop prolongées.

Grâce à toutes les précautions que nous venons d'indiquer, et en y ajoutant les préceptes d'une rigoureuse antisepsie, il sera facile de pratiquer cette opération sans craindre la possibilité des accidents que nous avons signalés.

Mais, avant de terminer ce sujet, nous devons dire qu'il est une précaution très importante et qu'il ne faut jamais négliger de prendre, quand cela est possible : c'est d'interrompre la circulation dans la poche anévrysmale pendant tout le temps que dure l'opération. Nous avons dit plus haut que la compression qui donne ce résultat doit se continuer encore pendant quelque temps après la séance; nous y insistons de nouveau, car cette précaution permet la consolidation du caillot formé et la solidification de l'anévrysme.

Cette méthode pourra donc être d'autant plus utile qu'elle s'appliquera à des anévrysmes dont le siège permettra une compression du vaisseau au-dessus et au-dessous du sac.

C'est sans doute pour cette raison que les premiers succès ont eu lieu à propos d'anévrysmes des artères humérale, cubitale, temporale et poplitée. Toutefois, elle peut être appliquée encore avec espérance de succès pour la cure des gros anévrysmes, même ceux dont le siège ne permet pas de faire la compression qui supprime la circulation dans le sac. Un certain nombre de cas d'anévrysmes de l'aorte ont été traités de cette façon; et l'on a pu ainsi prolonger la vie de malades mis en danger par l'existence d'une tumeur dont on pouvait craindre la rupture prochaine.

Nous en avons fini avec l'exposé des méthodes directes pour le traitement des anévrysmes, et nous avons pu déjà par leur simple exposition nous rendre compte de la valeur de chacune d'elles; il nous faudra plus tard indiquer celles que l'on peut employer avec certaines chances de succès et sans trop de dangers. Ces méthodes en effet exposent pour la plupart à des accidents redoutables; et si des succès extraordinaires ont suivi leur application, ils ne sont pas assez nombreux pour compenser les cas qui non seulement se sont terminés par la mort des opérés, mais qui ont marqué de simples insuccès.

Dans la majorité des cas d'autres modes de traitement peuvent leur être substitués et avec avantage, et ce n'est que dans des conditions tout à fait exceptionnelles qu'il est possible d'avoir recours à l'une de ces méthodes, toutes plus ou moins dangereuses. Les méthodes indirectes, que nous allons étudier maintenant, tout en exposant le malade à certains accidents que l'on peut éviter jusqu'à un certain point, n'ont pas la mauvaise réputation attachée aux méthodes directes. Les succès qui ont suivi leur emploi sont d'une façon générale plus nombreux, et tout à fait satisfaisants pour certaines d'entre elles. Il importe donc de les décrire avec le plus grand soin et d'insister avec le plus de détails possible sur leur mode d'application, les difficultés opératoires, les incidents qui peuvent gêner l'opération et les accidents qui en sont quelquefois la conséquence.

a. La plus ancienne de ces méthodes indirectes est celle de *Valsalva*. Elle a pour but de ralentir la circulation du sang dans tout le système sanguin et de favoriser ainsi la coagulation du sang contenu dans l'anévrysme.

Voici en quoi elle consiste : il faut condamner le malade à un repos absolu au lit, lui défendre le moindre mouvement, le soumettre à un régime diététique des plus sévères et lui faire des saignées répétées et à de courts intervalles.

Les saignées ne devaient pas dépasser 300 grammes afin d'éviter les syncopes. Valsalva continuait l'emploi de ces moyens jusqu'à ce que le malade, profondément affaibli et débilité, ne pût soulever le bras: on ne lui donnait à boire que de l'eau épaissie avec de la gelée de coing et de l'ostéocolle, et on ne l'alimentait qu'avec une demi-livre de bouillie matin et soir.

Dès que l'amaigrissement était poussé jusqu'à ses dernières limites, on reprenait les aliments, dont on graduait peu à peu la nature et l'abondance jusqu'au retour complet des forces.

Bien peu de médecins ont osé appliquer cette méthode depuis Valsalva. Pelletan et Chomel en France paraissent en avoir retiré quelques avantages. Dans un cas remarquable de Pelletan, un énorme anévrysme axillaire se solidifia en moins de quinze jours, et quatre mois après le début du traitement la tumeur était réduite à un petit noyau dur et indolent. Il avait suffi pour obtenir ce beau résultat de six saignées avec diète absolue, des boissons acides et des applications de compresses imbibées d'eau salée et vinaigrée. D'autres succès, et assez nombreux, sont dus à cette méthode, et Broca affirme avoir lu au moins trente observations d'anévrysmes inopérables qui furent complètement guéris de cette façon.

Le ralentissement de la circulation générale étant une cause habituelle du dépôt de fibrine, il est tout naturel de penser que, dans l'anévrysme, où le cours du sang est ralenti dans une certaine mesure, cette influence s'y exercera avec plus d'intensité que partout ailleurs.

Quant à l'augmentation de fibrine dans le sang que l'on croyait devoir se produire à la suite de chacune des saignées, elle n'existe pas, ainsi que l'ont montré les travaux d'Andral et Gavaret. Il y a plutôt une véritable défibrination progressive du sang à la suite de chaque émission de ce liquide, ce qui peut jusqu'à un certain point empêcher le résultat que l'on cherche à obtenir par l'emploi rigoureux de la méthode de Valsalva. C'est pour obvier à cet inconvénient que Stokes a modifié la méthode de Valsalva de la façon suivante : il conserve l'usage des saignées, qui sont peu abondantes et fréquemment répétées, mais il supprime la diète absolue et la remplace par une alimentation substantielle. Il aurait ainsi obtenu plusieurs succès sans s'être exposé aux accidents qui peuvent survenir de l'emploi des saignées et de la diète absolue.

Quand ce mode de traitement réussit, il donne lieu à la formation de caillots actifs analogues à ceux qui se déposent naturellement dans la poche anévrysmale et qui peuvent être l'origine d'une guérison spontanée.

Mais il est souvent infidèle et même quelque peu dangereux quand on le poursuit dans toute sa rigueur. Il plonge en effet les malades dans un tel état d'anémie que des syncopes mortelles sont à craindre, soit même en plein repos, mais le plus souvent à l'occasion des saignées. Il arrive même que, chez les malades qui évitent cet accident, le retour des forces demande beaucoup de temps et que quelques-uns même n'ont pu se relever de l'état d'abattement dans lequel ils avaient été plongés.

Aujourd'hui la méthode de Valsalva est complètement abandonnée, même pour les gros anévrysmes inopérables comme ceux de l'aorte. On n'a retenu de cette méthode que la nécessité d'un régime excessivement sobre et d'un repos aussi grand que possible, de façon à éviter tout ce qui peut augmenter la tension vasculaire.

b. Médication interne. — Un certain nombre de médicaments ont été administrés aux malades atteints d'anévrysme; c'est ainsi qu'on a employé successivement, et du reste sans le moindre succès, le seigle ergoté, la belladone, l'aconit, la vératrine et l'acétate de plomb. Certains autres sont même dangereux, comme la digitale, quand l'état du cœur est satisfaisant.

Quant à l'iodure de potassium, il est le seul, de tous les médicaments employés dans la thérapeutique de l'anévrysme, qui ait jusqu'à présent donné des résultats un peu satisfaisants et qui mérite par conséquent d'être recommandé pour plusieurs raisons. Ces bons effets de l'iodure de potassium sont bien connus aujourd'hui grâce aux observations publiées et aux travaux de Bouillaud, de Dreschfeld, de Balfour, de Bramwell et de Lecointre.

Ils s'expliquent facilement par ce fait que beaucoup de malades atteints d'anévrysme de l'aorte ou d'une autre branche artérielle sont entachés de syphilis, et que l'iodure de potassium a une action incontestable et très active contre les scléroses syphilitiques vasculaires qui sont très souvent le point de départ d'une dilatation des vaisseaux. Mais là ne se borne pas l'action de ce médicament : car, si, d'après certaines observations, les anévrysmes d'origine spécifique se laissent très favorablement influencer par lui, il y a des faits d'anévrysmes guéris par la médication iodurée chez des sujets tout à fait indemnes de syphilis. C'est qu'en effet, toutes les scléroses d'origine syphilitique, toutes les scléroses banales, se trouvent heureusement modifiées par elle. Enfin il est très utile, ainsi que nous l'avons indiqué plus haut, de modifier la tension vasculaire, et de la rendre le plus faible possible ; puisque si elle restait au taux normal, et à plus forte raison si elle devenait trop forte, l'anévrysme serait exposé à augmenter de volume par distension de la poche, et d'autre part il pourrait se rompre sous l'effort d'une pression normale ou exagérée par suite des altérations de la paroi qui la rendent moins résistante.

Or cette diminution de la pression sanguine peut s'obtenir avec l'iodure de potassium, et tout le monde connait bien son efficacité à ce point de vue.

Il sera donc très utile, et nous recommandons formellement, d'administrer l'iodure de potassium chez tous les malades atteints d'un anévrysme, car s'il n'arrive pas de son fait seul à guérir les malades, il peut enrayer leur développement et empêcher leur rupture toujours possible. Du reste, dans un certain nombre de cas où toute espèce d'intervention est impossible et dans ceux également où certaines méthodes employées n'ont que peu d'efficacité, il est absolument nécessaire de traiter les malades par l'iodure. C'est ainsi que pour les anévrysmes de l'aorte, même pour ceux de la crosse, pour lesquels on peut essayer la galvano-puncture, le traitement ioduré est absolument indiqué et nécessaire.

La dose à employer varie de 1 à 5 grammes, suivant les cas et la susceptibilité des malades. Mais, quelle que soit cette susceptibilité, il importe de porter la dose d'iodure de potassium au taux le plus élevé possible. En le donnant avec le lait, on arrive à le faire facilement supporter aux malades à des doses élevées et poursuivies pendant longtemps. Du reste, il sera bon d'arrêter son administration de temps à autre pour reprendre après un temps d'arrêt que l'on varie suivant l'état des malades.

La méthode de Valsalva et la modification iodurée sont les seuls modes de traitement médical, et que nous avons mis en tête des méthodes indirectes, car elles n'agissent que par l'intermédiaire de la circulation générale.

c. Une méthode pour ainsi dire intermédiaire entre les deux variétés, car elle agit en même temps sur le sac et sur l'artère qui porte l'anévrysme, est la *flexion*. Nous allons l'étudier dès maintenant pour n'avoir plus à nous occuper que des autres modes de traitement qui agissent tout spécialement sur le vaisseau malade.

C'est à un chirurgien anglais, Ernest Hart, que revient le mérite de la découverte du traitement de certains anévrysmes par la *flexion*. En France, Malgaigne, dès 1838, avait montré que la flexion forcée de l'avant-bras sur le bras pouvait arrêter les hémorrhagies suites de blessures de l'artère humérale au pli du coude. Thierry avait même employé ce moyen pour un anévrysme traumatique du pli du coude, et avait obtenu une guérison complète après huit jours de ce traitement. Dans un cas d'anévrysme poplité, Fergusson, en 1855, employa la flexion conjointement avec la compression et guérit son malade. En 1857, Maunoir essaya la flexion pour un cas analogue et réussit dans sa tentative.

Malgré ces observations, personne ne conteste à Hart la priorité de l'application scientifique de la méthode, d'autant plus qu'il la conseilla comme méthode de choix dans les anévrysmes poplités.

Sa première observation date de 1858 : le malade

fut guéri de sa tumeur après cinq jours de compression. Depuis lors d'autres faits heureux furent signalés; et même dans les cas où la ligature et la compression indirecte avaient échoué, la flexion, comme dans un cas de Spence, amena la guérison, dont on pouvait désespérer.

De quelle façon se produit la guérison de l'anévrysme traité par la flexion?

On peut rapprocher la flexion de la compression directe et de la compression indirecte; elle participe en effet de ces deux méthodes, car il y a compression du sac et en même temps arrêt de circulation dans l'artère.

Quand on fléchit la jambe sur la cuisse dans le cas où le creux poplité est le siège d'un anévrysme, il y a immédiatement cessation des battements de la tumeur ou simple diminution. Il y a donc une compression dont le degré varie avec le volume de la tumeur anévrysmale et le degré de la flexion elle-même.

Puisque à l'état normal une flexion forcée aidée de la compression de la poplitée par les parties molles peut quelquefois supprimer la circulation dans ce vaisseau, l'arrêt circulatoire sera bien plus évident et certain si une tumeur anévrysmale vient former dans le jarret une sorte de pelote élastique.

Mais il peut se présenter deux circonstances bien différentes. Tout d'abord le sac anévrysmal peut n'être rempli que de sang liquide ou de sang avec quelques caillots peu importants. Dans ce cas tout particulier et plutôt théorique que réel, la flexion déterminant une compression sur la tumeur fait refluer le sang dans l'artère, le vide, et l'aplatit.

Le plus souvent l'anévrysme contient du sang et des caillots en assez grande quantité pour former une tumeur véritable ayant une certaine consistance. Alors, au moment de la flexion de la jambe sur la cuisse, le sac viendra appuyer sur la portion fémorale de la poplitée, il sera lui-même comprimé, il se videra du sang liquide qu'il contient, mais, conservant encore un certain volume, formant encore une masse assez grosse, il pourra comprimer l'artère avec assez de force pour y interrompre le cours du sang.

Il y a quelques inconvénients qui résultent de l'application de cette méthode.

C'est ainsi que les malades se plaignent de douleurs vives quand on exagère la flexion, quand on la maintient trop longtemps, et surtout quand on la porte d'un seul coup à son maximum. Hart lui-même insiste sur cet inconvénient et il recommande bien de l'augmenter d'une façon graduelle, sans quoi les douleurs apparaissent et souvent ne permettent pas de supporter la flexion pendant le temps nécessaire. C'est pour éviter les douleurs qu'il vaut mieux ne pas maintenir la flexion du membre par un bandage; tandis que les moyens, tels que le drap en écharpe sur l'épaule opposée à la jambe malade (Maunoir), que la pantoufle dont le tâlon est attaché à une courroie qui se boucle sur une ceinture et dont on peut varier la longueur (Spence), ou que le pilon qui sert aux amputés de jambe (Hart), sont très utiles et ont cet avantage de ne pas exposer les malades à souffrir trop vivement et de ne pas les immobiliser au lit, ce qui rend les douleurs encore plus intolérables.

Un autre inconvénient est de laisser de la raideur dans le genou ou le coude, mais c'est là un incident très léger, car il disparaît assez vite, surtout quand on lui applique le remède nécessaire, et il n'a jamais compromis le fonctionnement du membre.

Certains chirurgiens craignent une rupture du sac; mais si l'on a soin de graduer le degré de la flexion, on se mettra à l'abri de cet accident redoutable.

La flexion a donné d'excellents résultats pour les anévrysmes poplités et du pli du coude; c'est donc dans ces cas qu'il faut l'employer et la tenter avant toute autre méthode. Nous ferons remarquer cependant que les anévrysmes très volumineux et ceux dont le sac a des parois minces se trouvent mal de la flexion; tandis qu'en prenant les précautions nécessaires on est en droit d'en attendre de très bons résultats dans les cas d'anévrysmes peu volumineux, dont les parois sont épaisses, dans lesquels les battements sont supprimés par la flexion.

d. Ligature. — Cette méthode se divise en trois procédés :

1° La ligature au-dessus du sac, c'est-à-dire entre la tumeur anévrysmale et le cœur, d'après la méthode d'Anel et celle de Hunter ;

2° La ligature au-dessous du sac, c'est-à-dire entre la tumeur anévrysmale et les capillaires, d'après la méthode de Brasdor et celle de Wardrop ;

3° La ligature au-dessus et au-dessous du sac.

1° *Méthodes d'Anel et de Hunter.* — Nous avons vu que, d'après les procédés d'Aétius, on liait l'artère avant d'ouvrir le sac.

Anel, chirurgien français, exerçant à Rome, posa le premier en principe la ligature immédiatement au-dessus du sac sans toucher à ce dernier. C'est le 30 janvier 1710 qu'il pratiqua cette opération pour un anévrysme traumatique du pli du coude. Mais cette pratique tomba tout à fait dans l'oubli, malgré qu'elle eût donné de bons résultats entre les mains des quelques chirurgiens qui l'employèrent. Ce n'est qu'en 1785 que Desault restaura la méthode d'Anel. Il pratiqua pour un anévrysme poplité la ligature de la fémorale immédiatement au-dessus du sac. Malgré ce nouveau cas heureux, on oublia encore en France ce procédé de ligature.

La même année, mais quelques mois plus tard, John Hunter pratiqua la ligature de la fémorale pour un anévrysme poplité, mais il porta le fil sur le vaisseau au niveau de l'anneau du troisième adducteur. Il pensait en agissant ainsi trouver des parois artérielles saines, et obtenir plus facilement le résultat qu'on se propose dans l'opération de la ligature d'un vaisseau.

Sa tentative fut couronnée de succès, et reçut une immense publicité : aussi, tandis que la méthode d'Anel et de Desault était complètement oubliée, celle de Hunter était tout de suite acceptée ; et comme elle ne tarda pas à être suivie de succès, elle fut définitivement adoptée non seulement en Angleterre, mais aussi par les chirurgiens du continent.

La ligature d'après la méthode d'Anel et Desault est une opération difficile à cause du voisinage de la tumeur ; elle est en même temps dangereuse, car elle expose à l'inflammation du sac par la propagation de celle-ci développée au niveau de la plaie.

Le procédé de Hunter est évidemment supérieur, à cause de son exécution bien plus facile et parce qu'il expose moins à l'inflammation du sac. Quant à dire que plus on s'éloigne de l'anévrysme, plus on a chance de rencontrer des parois artérielles saines, c'est oublier que souvent les lésions productrices d'un anévrysme ne sont pas toujours localisées au niveau et tout près de celui-ci, mais qu'elles sont très souvent généralisées. Par conséquent, quel que soit le point choisi pour la ligature, il est fort possible que le chirurgien tombe sur une artère déjà malade. Toutefois, il y a des chances pour qu'on évite cet inconvénient, qui n'a pas l'importance que lui attribuait le chirurgien anglais.

Quels sont les phénomènes qui se passent quand on lie l'artère entre la tumeur anévrysmale et le cœur?

Au moment de la ligature, les battements disparaissent au niveau de l'anévrysme, et l'on voit la tumeur diminuer rapidement et d'une manière sensible. Cette diminution de volume dépend de la quantité de caillots fibrineux que contient le sac : elle sera donc proportionnelle à la quantité des caillots actifs qui doublent la paroi, et plus leur masse sera considérable, moins la diminution de volume de la tumeur sera considérable. Dans certains cas, on constate une diminution d'un tiers et même plus; c'est alors que les couches fibrineuses sont peu développées et que le sac contient surtout du sang liquide.

Mais cet affaissement de la tumeur anévrysmale n'est que momentané, car on constate qu'elle a repris à peu près son volume primitif quelques heures après la ligature. Ce fait ne peut s'expliquer que par le retour du sang qui vient de nouveau remplir la poche comme avant l'opération, et ce retour du sang ne peut se faire que par les collatérales.

Il n'y a donc pas, du fait de la ligature, suppression de la circulation dans l'artère ni dans l'anévrysme. Chopart et Hogdson ont pu en effet constater que si l'artère est complètement oblitérée au-dessous de la ligature et tout près de celle-ci, elle reste perméable plus bas, a son calibre normal jusqu'au sac et reçoit facilement le sang que lui apportent les collatérales.

L'anatomie pathologique rend donc très bien compte du fait de la distension du sac anévrysmal d'abord réduit par la ligature. C'est pourquoi l'on peut voir apparaître de nouveaux battements, et, chose plus grave, on peut assister, par suite d'une inflammation propagée au sac, à une ulcération des parois et à des hémorrhagies mortelles. C'est cet accident qui a emporté le malade de Hogdson et qui a permis à ce chirurgien de faire la constatation anatomique dont nous venons de parler.

Ce retour du sang dans l'anévrysme se comprend très bien quand on fait la ligature par la méthode de Hunter, qui laisse entre le fil et le sac un certain nombre de collatérales. Mais il se produit également dans les cas où l'on emploie la méthode d'Anel, qui ne laisse aucune collatérale entre la ligature et le sac anévrysmal. Dans ces cas, la tumeur, qui s'était plus ou moins considérablement affaissée, reprend peu à peu son volume, quoique plus lentement ; le retour des battements s'y observe assez tardivement, et les hémorrhagies par inflammation et rupture du sac sont également à redouter. Il faut alors, pour expliquer ces phénomènes, dans ces cas tout particuliers, que le sang revienne dans la poche de l'anévrysme par les collatérales situées au-dessous de l'anévrysme ou, comme cela a été observé, par des collatérales qui s'ouvrent directement dans le sac.

Des modifications très importantes se montrent alors dans la tumeur dans les jours qui suivent le retour à son volume primitif. On peut constater en effet qu'elle prend une consistance de plus en plus grande, et qu'elle finit par se solidifier complètement. Cette solidification de la poche se fait quelquefois très vite ; le plus souvent elle marche très lentement, et graduellement de la périphérie au centre. Enfin, une fois devenue très consistante, la tumeur s'affaisse, diminue de volume, devient de plus en plus dure, puis finit par n'être plus qu'un petit noyau fibreux sans importance.

C'est ainsi que se passent les choses, quand la ligature est suivie de guérison plus ou moins régulièrement venue. Il n'en est pas toujours ainsi ; car il arrive que la tumeur, qui commençait à se solifier, se ramollit de nouveau et redevient fluctuante en partie ou en totalité. D'autres fois la solidification ne se fait pas du tout.

Cette évolution des phénomènes, qui peut inquiéter au premier abord, n'a pas ordinairement de conséquences sérieuses ; il n'y a pas à craindre trop vivement une récidive, car il arrive qu'on voit habituellement les battements de l'anévrysme cesser tout à fait, la tumeur finir par se solidifier et la guérison devenir définitive malgré la crainte d'un insuccès. Nous verrons plus loin les redoutables accidents auxquels les malades étaient exposés par cette opération, accidents dont une partie peut être évitée aujourd'hui, depuis l'antisepsie.

En même temps que les modifications, dont nous venons de parler, se passent dans le sac anévrysmal, il en est d'autres qui se constatent dans les régions qui reçoivent le sang de l'artère qui vient d'être liée.

Dès le moment où l'artère est liée, il y a suppression de la circulation dans toutes les parties qui recevaient du sang de ce vaisseau. Alors la peau pâlit et se refroidit, les artères cessent de battre, et, si cet état se prolongeait, il y aurait certainement mortification du membre ainsi privé de sang.

Mais ordinairement on voit bientôt, grâce aux collatérales, le sang revenir dans les parties qui viennent d'en être privées ; alors la peau se colore, elle devient même plus rouge, et sa température devient bientôt supérieure à celle qu'elle avait avant la ligature. Ces phénomènes sont plus ou moins précoces ; aussi, suivant les cas, il peut en résulter des conséquences plus ou moins sérieuses.

Les choses ne doivent pas se passer de la même façon, quand on emploie la méthode d'Anel ou celle de Hunter. Il importe donc de donner quelques détails sur ce point important.

Après la ligature d'une artère, il se fait un caillot

solide au-dessus et au-dessous du point lié ; ce caillot se prolonge dans le vaisseau au-dessus et au-dessous de la ligature. Le sang venant du cœur. trouvant un arrêt dans son cours, passe dans les collatérales situées au-dessus du caillot supérieur, de là passe dans les capillaires de ces collatérales pour aller dans les capillaires d'autres collatérales qui, elles, viennent s'ouvrir dans l'artère liée, au-dessous de la ligature. De la sorte, le sang revient par un détour plus ou moins long dans l'artère, et dans un point plus ou moins éloigné de celui où la ligature a été placée.

Dans la ligature par la méthode d'Anel, c'est-à-dire, lorsqu'on pose le fil le plus près possible de la tumeur, de manière à ce qu'aucune collatérale importante ne subsiste entre lui et le sac, le rétablissement de la circulation se fait, à peu de chose près, comme nous venons de l'indiquer.

Il n'en est pas de même quand on pratique le procédé de Hunter, qui laisse toujours un certain nombre de collatérales entre le fil et la tumeur.

Voici ce qui se passe : le sang arrêté au niveau ou au-dessus de la ligature passe par les premières collatérales et revient par d'autres collatérales dans le vaisseau au-dessous de la ligature, donc au-dessus de l'anévrysme et à une certaine distance de celui-ci.

De là il marche vers le sac, mais il n'y arrive pas, arrêté qu'il est par un coagulum qui, au moment de la ligature et par arrêt de la circulation, s'est fait dans le sac, et de celui-ci a gagné l'artère et s'est élevé plus ou moins haut. Il faut donc que le sang s'engage dans de nouvelles collatérales pour arriver enfin dans l'artère perméable au-dessous de l'anévrysme. Par suite de ce long détour son impulsion est considérablement affaiblie, il circule avec lenteur, de plus il lui faut un certain temps pour réapparaître dans les parties qu'il avait quittées; aussi est-on exposé avec cette méthode à des accidents de gangrène, bien plus que dans les cas où la méthode d'Anel a été suivie.

Nous verrons tout à l'heure à parler de cette complication du traitement des anévrysmes par la ligature.

Il est une autre condition qui peut rendre difficile le retour du sang dans le membre, c'est l'obstacle à la perméabilité d'un certain nombre de collatérales par le volume de la tumeur. C'est là un fait exceptionnel, car il arrive au contraire que, du fait de la présence d'un anévrysme sur le trajet d'une artère, les collatérales se dilatent au lieu de se rétrécir.

Nous avons insisté plus haut sur ce fait que, quelques heures après la ligature, des battements réapparaissaient dans la tumeur, mais que le plus souvent ils cessaient assez promptement et ne devaient inspirer aucune inquiétude dans la majorité des cas.

Il arrive cependant quelquefois que ces battements persistent pendant plusieurs mois, quatre, cinq et même six. Hogdson a donné à ces battements persistants le nom de *pulsations secondaires*. Mais ces pulsations finissent à leur tour par diminuer d'intensité, et par disparaître définitivement alors que la tumeur s'affaisse et se durcit.

Dans certains cas encore plus rares, les pulsations secondaires persistent définitivement : on a alors tous les signes d'un véritable anévrysme ; c'est une véritable récidive, un anévrysme *secondaire*, comme dit Hogdson.

Cet anévrysme secondaire apparaît tantôt dès les premiers jours qui suivent l'opération de la ligature. Les pulsations, d'abord faibles, deviennent de plus en plus fortes, au point de donner même une impulsion nouvelle à la marche et au développement de l'anévrysme et rendre la situation plus grave qu'auparavant.

Dans d'autres cas, tout se passe bien pendant plusieurs mois de suite ; il semble que la guérison soit définitive, quand tout à coup le sac est agité de nouveaux battements qui vont en s'accroissant et peuvent, comme dans le premier cas, rendre la situation périlleuse.

Il y a donc des récidives promptes et d'autres tardives ; les premières s'observent vers la fin du premier mois qui suit l'opération ; les secondes ne se montrent que neuf et dix mois après, quelquefois après plusieurs années. A. Cooper a vu un cas de récidive qui s'est montré quinze années seulement après l'opération de la ligature.

Les anciens auteurs expliquaient ces cas de récidive tardive, en disant qu'il y a formation d'un nouvel anévrysme près du premier, et que ce n'est pas dans l'ancien sac que réapparaissent les battements. Mais, d'après Broca, si la récidive est tardive, c'est que la ligature a condamné à un repos trop absolu le sang dans le sac, et qu'il ne s'est formé que des caillots passifs qui plus ou moins tard se sont laissés désagréger au choc des ondées sanguines. Dans tous les cas, l'ancien sac est toujours le siège du nouvel anévrysme.

Il est fort improbable cependant, malgré le dire de Broca, que des caillots mous persistent ainsi pendant des mois et surtout des années, alors qu'il suffit de quelques semaines pour qu'en temps ordinaire ils se transforment en caillots fibrineux et solides. Il n'y a donc pas besoin de l'hypothèse de Broca pour expliquer les cas de récidive tardive, puisque nous savons que les caillots fibrineux eux-mêmes se laissent parfaitement décoller et désagréger par l'ondée sanguine.

Nous savons de plus que, par le procédé de Hunter, le sang revient toujours dans le vaisseau au-dessous de la ligature et jusque dans le sac. D'après Broca, c'est ce qui constitue la supériorité de ce procédé sur celui d'Anel, lequel supprime toute circulation. Ce serait donc une condition favorable pour la formation des caillots fibrineux, d'après la théorie de Broca; de sorte que les récidives devraient être toute à fait exceptionnelles à la suite de l'application de la méthode de Hunter. Or, il arrive que c'est le contraire qui s'observe et que les cas de récidive tardive, au nombre de treize, relevés par Broca, sont tous consécutifs à la ligature par le procédé de Hunter, et aucun ne s'est observé après l'opération par la méthode d'Anel.

Broca explique le fait en disant que, dans les cas de ligature par le procédé de Hunter, la circulation se rétablit trop brusquement, ce qui expose à la dissociation des caillots, plus facile que dans le cas de ligature par l'autre méthode. En somme, on ne voit trop à quoi attribuer la récidive des anévrysmes ; tout ce qu'on sait, c'est que le sang est revenu dans le sac et que là il s'y trouve dans des conditions analogues à celles qui existaient avant la ligature.

D'une façon générale, les anévrysmes secondaires sont moins graves que les primitifs. Leur développement est en effet modéré par l'obstacle à la circulation créé par la ligature, obstacle qui atténue l'impulsion du sang. Toutefois certains anévrysmes secondaires peuvent prendre un développement considérable, au point que le chirurgien soit forcé d'y porter remède.

Une nouvelle ligature jetée au-dessus de la première ou au-dessous n'a pas donné d'heureux résultats. Certains chirurgiens, Roux et Chapel (de Saint-Malo), ont proposé l'emploi de la méthode ancienne ou de l'extirpation, mais ces moyens ne peuvent être acceptés que pour les anévrysmes de petit volume, et encore ne serait-on pas certain du résultat.

La compression directe ainsi que la compression indirecte ont donné toutes les deux de bons résultats; c'est donc à ces méthodes qu'il faut donner la préférence, quitte à songer à un autre mode de traitement si elles n'étaient pas tolérées par les malades ou si elles échouaient.

Enfin, quand tout a été essayé sans résultat, certains chirurgiens conseillent l'amputation dans le cas d'anévrysmes volumineux et exposant le malade à des dangers sérieux de rupture et d'hémorrhagie. Il est bien certain qu'avant d'en arriver à cette extrémité il faudra temporiser, et attendre jusqu'au moment où cette opération devient non seulement nécessaire, mais utile pour éviter des complications mortelles.

On sera donc guidé dans l'emploi des méthodes de traitement de ces anévrysmes secondaires par leur siège, par leur volume et par l'existence de phénomènes plus ou moins sérieux nécessitant telle ou telle intervention.

Des accidents très sérieux peuvent suivre l'opération de la ligature.

Tout d'abord, si l'opération n'est pas faite en prenant toutes les précautions antiseptiques nécessaires, on s'exposera aux multiples complications qui sont le résultat d'une infection microbienne; il me suffit donc de signaler à ce point de vue la possibilité de lymphangites, érysipèles, phlegmons, abcès et même d'infection purulente. Il est certain que l'inflammation tant redoutée des anciens auteurs, inflammation pouvant gagner le sac et amener sa suppuration et sa rupture consécutive avec une hémorrhagie mortelle, ne doit plus être l'objet des préoccupations d'un chirurgien d'aujourd'hui, puisque l'antisepsie lui permet de l'éviter.

Il n'y a pas lieu de faire intervenir adjourd'hui pour l'explication de cette inflammation la présence de caillots passifs enfermés dans la poche de l'anévrysme. Toute inflammation est le résultat d'une infection, et si elle est plus à craindre dans les cas de ligature par le procédé d'Anel, c'est que la tumeur est pour ainsi dire au centre du foyer d'infection et que la propagation y est chose facile et même obligée. C'est pour cette seule raison que dans cette pratique la suppuration de la tumeur était autrefois plus ordinaire que dans les cas opérés par le procédé de Hunter.

Quant à l'hémorrhagie ordinairement mortelle qui survenait à la suite de l'inflammation suppurative du sac, hémorrhagie ordinairement mortelle, il n'y a plus à en parler, aujourd'hui que la cause peut être évitée d'une façon absolue.

Il résulte donc de ce que nous venons de dire que les deux accidents les plus redoutables de la ligature ne sont plus à craindre maintenant; il nous suffit de les avoir signalés.

Mais tout accident d'hémorrhagie n'est pas chose impossible après la ligature, car si l'on peut éviter celle qui se faisait autrefois à l'occasion de la rupture du sac abcédé, il en est une autre plus difficile à empêcher.

Une hémorrhagie peut s'observer quelque temps après l'opération, et elle a lieu tantôt par le bout qui correspond au cœur, tantôt, quoique plus rarement, par celui qui correspond aux capillaires. Cet accident est un des plus sérieux qui puissent être reprochés à la ligature, car il est fort difficile d'y remédier. Desault, ayant lié l'artère crurale pour un anévrysme, fut à plusieurs reprises obligé de lier successivement le vaisseau dans un point plus éloigné, à cause des hémorrhagies qui se répétaient à chaque ligature; il ne réussit à les arrêter qu'en utilisant la compression de l'artère. La compression du vaisseau est ce qui convient le mieux dans ces cas, quand une nouvelle ligature est faite sans succès. La compression alternative au-dessus et au-dessous de la ligature permet de savoir sur quel point il faut agir dans ces circonstances, soit par l'une ou l'autre des méthodes qu'on croit devoir employer.

Nous avons indiqué plus haut les modifications qui surviennent dans les régions recevant le sang de l'artère liée, et qu'il pouvait en résulter une mortification, une gangrène. C'est surtout dans les cas de ligature par la méthode de Hunter que cette complication est à craindre, et dans le traitement des anévrysmes du membre abdominal plus souvent que pour ceux du membre supérieur.

La mortification peut être limitée, mais elle peut gagner tout un membre, et dans ces conditions elle est avec l'hémorrhagie la complication la plus redoutable.

Nous rappellerons en finissant que la ligature de la carotide est l'origine assez fréquente de troubles cérébraux qui peuvent aboutir à la paralysie et même à la mort.

1° *Méthodes de Brasdor et de Wardrop.* — Dans certains cas, il est impossible de lier l'artère entre l'anévrysme et le cœur; c'est ce qui arrive en présence d'anévrysmes des iliaques, de la sous-clavière, de la carotide et du tronc brachio-céphalique.

Brasdor a proposé le premier de jeter un fil sur le vaisseau entre l'anévrysme et les capillaires, pour ces cas où la ligature par les méthodes d'Anel et de Hunter était impossible.

Les tentatives faites dans cette voie ne donnèrent d'abord aucun résultat satisfaisant, et ce n'est qu'en 1825 que Wardrop obtint de cette façon la guérison d'un anévrysme de la carotide. Les cas heureux se succédèrent alors assez vite, surtout qu'on se conforma d'une façon absolue aux préceptes de Brasdor, en ne laissant aucune collatérale entre la ligature et le sac de façon à convertir ce dernier en une véritable impasse où la stagnation du sang devait amener sa coagulation.

Par contre, Wardrop, posant en principe que, pour obtenir la coagulation du sang dans un sac anévrysmal, il n'est pas du tout nécessaire d'y intercepter la circulation, mais qu'il suffit d'en modérer le cours, proposa, dans les cas où la méthode de Brasdor est difficilement applicable, de lier le vaisseau assez loin du sac, alors même qu'on laisserait quelques collatérales entre la ligature et l'anévrysme.

Wardrop appliqua le premier son procédé dans un cas d'anévrysme du tronc brachio-céphalique en liant l'artère sous-clavière. La malade survécut dix-huit mois, puis succomba à des phénomènes de compression de la trachée et de l'œsophage. A l'autopsie l'anévrysme fut trouvé en partie oblitéré; mais il s'était formé une nouvelle poche dont le développement avait provoqué les accidents auxquels la malade a succombé. Depuis ce demi-succès d'autres suivirent, mais il y eut aussi des revers.

Beaucoup de chirurgiens ont regardé comme illogique la méthode de Brasdor, car il arrive souvent que l'artère au-dessous du sac s'oblitère spontanément sans que celui-ci se remplisse de caillots, et que malgré tout l'anévrysme continue à s'accroître. En effet, dans un cas de Vernet, il y eut une augmentation rapide de la tumeur qui menaça de se rompre alors qu'il s'était contenté de faire une simple compression de l'artère au-dessous du sac. Malgré ces objections toutes théoriques, il y eut des tentatives suivies de succès, et dans lesquelles on peut voir, après la ligature, les pulsations diminuer et l'anévrysme s'affaisser. Du reste les cas de guérison bien authentique par la méthode de Brasdor sont là pour prouver qu'elle peut être fort utile dans certaines circonstances.

La coagulation dans le sac ne se fait pas toujours rapidement ; elle tarde assez souvent, mais cependant la guérison peut survenir malgré le temps plus ou moins long pendant lequel les pulsations persistent dans la poche.

Le défaut d'antisepsie peut être la cause d'accidents inflammatoires aussi graves que dans la pratique de la méthode d'Anel ; aussi ne ferai-je que signaler le fait.

Par contre, les hémorrhagies sont très rares, quoique l'opération se pratique toujours sur de gros vaisseaux. Elles sont, quand elles se présentent, ordinairement légères ; quelquefois elles ont entraîné la mort des opérés. C'est toujours par le bout de l'artère correspondant aux capillaires que se font ces hémorrhagies. Quant au procédé employé par Wardrop et conseillé par lui, il n'a pas eu encore jusqu'ici un seul cas bien avéré de guérison à son actif, de sorte que nous n'en parlerons pas davantage, quoique dans certains anévrysmes, ceux de la sous-clavière ou du tronc brachio-céphalique, il ne reste que ce seul moyen opératoire, tous les autres procédés étant inapplicables.

5° *Méthode de la double ligature.* — C'est Pasquier qui, au dire de Broca, aurait mis, en 1812, ce procédé en usage. Ce n'est pas autre chose que la méthode ancienne sans l'ouverture du sac pour en extraire les caillots. Roux et Malgaigne usèrent de la double ligature.

On pourrait supposer que le sang ne circule plus; mais il est des cas où il y a eu un retour des battements dans le sac, et ces pulsations secondaires ne peuvent être dues qu'à l'abouchement d'une collatérale dans le sac ou dans la partie de l'artère qui est comprise entre les deux ligatures.

Quoi qu'il en soit, le sang emprisonné dans le sac se coagule, et tantôt la tumeur disparaît, tantôt elle persiste, mais à l'état de noyau plus ou moins gros et plus ou moins induré.

Nous avons terminé l'exposé des diverses méthodes de ligature; il est bon maintenant d'apprécier la valeur de chacune d'elles, et de la ligature en général, et de donner les indications nécessaires à l'emploi de l'une ou de l'autre.

Sans les accidents graves dont nous avons parlé qui peuvent être la conséquence de la ligature, cette opération serait fort utile aux malades, étant donnés les beaux résultats qu'elle a fournis. Mais si nous sommes à l'abri actuellement des accidents qui relèvent d'une infection (inflammation, abcès, hémorrhagies) grâce à l'antisepsie, il n'en reste pas moins deux graves complications, qui sont les hémorrhagies et la gangrène, à cause desquelles il y aura avantage à essayer d'autres modes de traitement avant d'entreprendre la ligature par l'une des deux méthodes indiquées. Ce n'est que dans les cas où la compression indirecte, la flexion et même d'autres moyens ont été employés sans succès qu'on devra se résoudre à lier l'artère ; car c'est la dernière ressource qui reste au chirurgien pour obtenir la guérison de l'anévrysme.

Tous les procédés de ligature exposent aux accidents des plaies ordinaires, et qui sont le résultat d'une infection, faute d'antisepsie. Il n'en est pas de même des autres complications ; elles sont plus ou moins fréquentes suivant tel ou tel procédé. C'est ainsi que la mortification, ou gangrène des régions irriguées par l'artère ligaturée, s'observe avec beaucoup plus de fréquence avec la méthode de Hunter qu'avec celle d'Anel. Quant aux hémorrhagies qui se font soit par le bout du vaisseau qui correspond au cœur, soit par celui qui répond aux capillaires, elles se rencontrent avec la même fréquence dans les deux procédés.

Ces hémorrhagies sont par contre tout à fait rares à la suite de la ligature par la méthode de Brasdor. Enfin les récidives d'anévrysme, qui sont également assez peu fréquentes, ont été bien plus souvent constatées à la suite du traitement par le procédé de Hunter, et elles sont tout à fait exceptionnelles à la suite de la ligature par la méthode d'Anel.

Si nous nous basons sur ces données, il semble donc que la méthode d'Anel expose beaucoup moins le malade aux complications que la méthode de Hunter, puisque la gangrène est plus rare et les récidives exceptionnelles. Il est vrai qu'autrefois la méthode d'Anel était regardée comme plus dangereuse à cause des inflammations suppuratives et des hémorrhagies mortelles qui en étaient la conséquence obligée; mais il n'en va plus ainsi aujourd'hui, et nous devons dire qu'actuellement la méthode de Hunter est celle qu'il faut regarder comme plus périlleuse à cause de la gangrène et des récidives auxquelles elle expose beaucoup plus que le procédé d'Anel. A vrai dire, ce dernier procédé, étant débarrassé, grâce à l'antisepsie, des graves complications qui le faisaient rejeter autrefois, est un procédé de choix quand d'autres méthodes, comme la compression, ne peuvent être employées ou n'ont pas réussi.

La méthode de Brasdor n'a été employée jusqu'ici et avec succès que pour les anévrysmes de la carotide; c'est du reste dans ces conditions seulement qu'il faut y avoir recours. Nous avons déjà dit plus haut que le procédé de Wardrop n'a jamais donné de bons résultats, mais qu'il reste quelquefois comme la dernière ressource à laquelle on peut au besoin s'adresser. Enfin la double ligature a été conseillée, et elle peut réussir pour les anévrysmes des extrémités des membres, là où les anastomoses nombreuses rendent la méthode d'Anel tout à fait insuffisante. Si même dans ces cas les battements se montraient de nouveau dans l'anévrysme après avoir lié le vaisseau au-dessus et au-dessous de lui on aurait toujours la ressource de compléter l'opération par l'incision du sac comme dans la méthode ancienne.

Il est bon également avant de faire la ligature de

voir si la compression du vaisseau au-dessus du sac arrête les battements; si ces battements persistent il faut s'abstenir de lier le vaisseau. Cette précaution a surtout son importance quand on veut faire la ligature par la méthode d'Anel. De plus il est de règle et même nécessaire de n'employer la ligature que pour le traitement d'anévrysmes dont les sacs ont une certaine épaisseur et dont le volume ne soit pas trop considérable; les sacs minces et volumineux seraient exposés à une rupture. Il importe enfin de n'employer pour l'opération que des fils de catgut qui sont facilement résorbables et que l'on coupe au ras du nœud.

e. *Compression indirecte.* — Cette méthode consiste à comprimer l'artère soit au-dessus, soit au-dessous de l'anévrysme, afin d'y suspendre la circulation.

A la fin du siècle dernier, un chirurgien militaire du nom de Vernet essaya la compression de l'artère *au-dessous* de la tumeur; mais il dut renoncer bientôt à son emploi devant l'aggravation des symptômes. Les tentatives faites également par Wardrop, Bellingham, Lyon, Hilton, Malden, ne furent pas plus heureuses, et dans tous les cas il y eut augmentation du volume de l'anévrysme et exagération des battements. Il n'y a donc pas lieu d'insister sur un procédé qui peut exposer à la rupture du sac qui se distend, et qui jusqu'ici n'a donné aucun résultat favorable dans tous les cas où il a été employé.

La compression sur l'artère *au-dessus* du sac donne des résultats excellents, et nous devons l'étudier avec quelques détails. En 1765, Guattani, chirurgien de l'hôpital du Saint-Esprit, à Rome, l'employa le premier avec succès pour un anévrysme poplité ; il porta la compression sur la fémorale, et en même temps sur la tumeur.

Il faut arriver à Desault, en 1785, pour voir la compression indirecte sur l'artère, sans compression de la tumeur, mise à exécution. Comme ce chirurgien avait à traiter un gros anévrysme axillaire, et que la compression était fort difficile à pratiquer sur la sous-clavière au-dessus de la clavicule, il ne put obtenir la guérison. La première observation de guérison due à cette méthode est de 1789. Elle est due au malade lui-même qui, atteint d'un anévrysme poplité, eut l'idée de comprimer l'artère et obtint ainsi sa guérison. C'est à partir de cette époque que Boyer, Dubois, Dupuytren eurent recours à ce mode de traitement et obtinrent de beaux succès à l'aide d'appareils plus ou moins perfectionnés et construits pour n'exercer la compression que sur le vaisseau seulement sans agir sur les parties voisines.

Malgré les résultats satisfaisants, cette méthode ne se généralisa pas. On reprochait aux appareils d'être trop compliqués, et de ne pas remplir le but désiré ; de plus, ils provoquaient des douleurs très vives qui nécessitaient la suspension de leur emploi, de sorte que le traitement devenait long, fatigant, et que le malade se décourageait au bout de très peu de temps.

Il s'ensuivit qu'on oublia complètement la compression indirecte, quand, en 1842, Hutton, chirurgien à Dublin, fut obligé d'y avoir recours pour traiter un anévrysme poplité chez un malade qui ne voulait pas accepter la ligature. Ce nouvel essai de compression indirecte fut suivi d'un succès complet. Les collègues de Hutton, Cusack et Bellingham, reprirent également l'usage de cette méthode, et, comme en Irlande les anévrysmes sont très fréquents, ils eurent à traiter de cette façon un grand nombre de cas qui guérirent parfaitement. O'Bryen Bellingham fit alors paraître un important travail sur la compression indirecte dans le traitement des anévrysmes, et depuis lors les succès se répétèrent et devinrent de plus en plus nombreux en Irlande. Pendant ce temps, en 1845, Giraldès en France rappelait les observations heureuses de Dupuytren, Dubois et Boyer; après lui, en 1851, Follin revenait sur le même sujet; enfin, en 1856, Broca acheva d'entraîner la conviction dans l'esprit des chirurgiens français, qui dès lors se croient dans l'obligation d'essayer la compression indirecte avant tout autre mode de traitement.

Comment se fait la compression indirecte? On peut exercer la compression indirecte avec des compresses graduées, de la charpie ou autres corps résistants placés sur le vaisseau et maintenus en place par un bandage roulé; c'est ainsi que la pratiquaient Genga et Guattani; nous laissons de côté ces moyens qui ne sont plus en usage. Nous insisterons seulement sur la compression à l'aide d'instruments plus ou moins compliqués ou avec la main et les doigts. Il y a en résumé deux sortes de compression : la compression mécanique et la compression digitale.

1° La compression *mécanique* peut s'exercer de différentes façons :

Elle peut être *continue*, sur un même point; c'est alors un procédé défectueux, car, avec les instruments mécaniques il expose à des excoriations de la peau et même à des eschares.

Chez certains malades, la compression occasionne de très vives douleurs; on emploie alors la compression *intermittente*; lorsque les intermittences durent longtemps la compression est dite *interrompue*.

Elle est *totale* quand on suspend d'une façon absolue le cours du sang dans le vaisseau; *graduelle* quand on n'arrive que progressivement à la compression totale; *partielle* quand on se contente de comprimer de façon à laisser passer un filet de sang dans le vaisseau.

Presque tous les malades supportent avec la plus grande difficulté la compression qui s'exerce sur un point unique et toujours le même. Beaucoup même refusent de continuer à s'y soumettre tant la gène est considérable. On a pensé alors à comprimer tantôt un point, tantôt un autre, au moyen de plusieurs compresseurs disposés le long de l'artère et que l'on serre et relâche alternativement. C'est le procédé de *Belmas*, ou de la compression *double*, *triple*, *quadruple* et *alternative*.

On ne peut faire la compression des artères qu'en certains points dits d'*élection*. Ce sont ceux où l'artère est superficielle, assez éloignée des troncs nerveux et des veines qu'il y aurait danger à comprimer, et où elle repose sur un plan résistant. Il faudra donc, avant d'appliquer les appareils, bien étudier et fixer le point où la pelote doit agir.

Les appareils de compression sont nombreux,

mais ils sont tous plus ou moins compliqués et de maniement assez difficile; aussi les chirurgiens emploient-ils de préférence à la compression mécanique la compression digitale qui lui est de beaucoup supérieure. Si l'on veut avoir quelques données sur les compresseurs employés, il suffira de se reporter aux articles des dictionnaires où ces appareils sont figurés et décrits.

2° La compression *digitale* est presque idéale, car elle seule peut sinon en remplir les conditions, tout au moins s'en rapprocher, en ne comprimant que le vaisseau sans toucher aux organes voisins, et sans provoquer de douleurs.

Vanzetti, professeur à l'université de Kharkoff, en Russie, eut le premier l'idée de traiter un anévrysme poplité par la compression faite uniquement avec les doigts appliqués sur le trajet de l'artère. Cet essai, qui dura deux jours, n'eut pas de succès; il fallut pratiquer la ligature.

Depuis 1846, époque à laquelle eut lieu cette première tentative infructueuse, plusieurs chirurgiens essayèrent ce mode de traitement. C'est ainsi que Knight (de New-Haven) guérit de cette façon un anévrysme poplité après quarante heures de compression digitale. Ce cas est le premier connu qui fut suivi de guérison; mais quelques années plus tard

Vanzetti, devenu professeur à l'Université de Padoue, obtint un succès complet qui fut suivi d'autres assez nombreux. C'est alors qu'il appela l'attention des chirurgiens sur la valeur de cette méthode et qu'il en étudia avec soin l'application. Du reste les cas de guérison obtenue par la compression digitale sont si nombreux aujourd'hui qu'ils démontrent l'excellence de ce mode de traitement et sa supériorité sur les autres méthodes dont nous avons parlé.

Le mode d'application de la compression digitale est tout à fait simple. On peut la faire avec le pouce ou avec l'index, le médium et l'annulaire, rapprochés et réunis. Il faut appliquer la pulpe des doigts sur l'artère, et, dès qu'on en a reconnu les battements, la déprimer doucement jusqu'à ce que l'on puisse constater la cessation des battements dans la tumeur.

Il est absolument impossible à la personne qui fait la compression, de la maintenir plus de cinq à six minutes sans fatigue; il faut alors changer de main, ou appuyer avec la main restée libre sur les doigts qui font office de compresseur. Des crampes apparaissent ordinairement dans les muscles du bras et de l'avant-bras de l'aide; aussi est-il nécessaire d'employer plusieurs personnes qui puissent se relayer afin de pouvoir faire une compression utile. Mais la difficulté est d'avoir à sa disposition un certain nombre d'aides intelligents et habiles pour que la compression soit pratiquée avec la même exactitude et le même soin par chacun d'eux. L'absence d'aides bien formés est souvent le principal obstacle à la réalisation de la compression digitale; nul doute que sans cet obstacle elle donnerait encore plus souvent de bons résultats. Quelquefois le malade lui-même est assez fort pour être utile dans l'application de la méthode. On peut lui apprendre à connaître le trajet de l'artère, les points où il doit faire la compression, et l'engager à la faire lui-même. Souvent il aura le soin de la suspendre, soit à cause de la fatigue qu'il en éprouve ou de la douleur qu'il provoque; mais, tout en étant intermittente, cette compression peut amener la guérison, ainsi que cela a été observé par Colles, aussi bien qu'une compression continue et permanente.

De même que la compression mécanique, la compression digitale peut être continue ou intermittente, totale, graduelle ou partielle. En général, la compression continue est bien plus facilement supportée avec les doigts qu'avec les appareils ; aussi peut-on l'employer plus efficacement de même que la compression totale.

Toutefois il arrive que chez certains malades cette compression continue et totale expose à des douleurs excessives, de sorte qu'on est forcé de la rendre intermittente; pour la même raison il sera nécessaire de l'exercer alternativement sur plusieurs points du vaisseau.

Dans certains cas il est impossible de varier le point de compression: c'est ainsi que dans les anévrysmes tout à fait rapprochés du tronc on n'a qu'un seul point très limité que l'on puisse comprimer.

Il faudra alors remplacer la compression continue et l'alternative par une compression intermittente, sans laquelle des douleurs et même des œdèmes et des engorgements ganglionnaires pourraient se produire et empêcher la guérison.

En dehors de ces cas bien particuliers où l'on ne peut employer que la compression intermittente, on se sert ordinairement de la compression continue et alternative. Broca demande que l'on procède de la façon suivante : au début il recommande d'exercer une pression *continue* mais *partielle*, et autant que possible uniforme. On continue ainsi jusqu'à ce que la tumeur soit devenue ferme, irréductible et très peu pulsatile. A partir de ce moment la pression devra être plus forte, et supprimer totalement la circulation du sang. Dans cette façon de faire il y a donc deux temps : un premier pendant lequel la compression est continue, mais partielle.

et un second pendant lequel elle devient totale tout en restant continue.

Pour Broca, il serait nécessaire de faire une compression partielle qui laisse passer un peu de sang dans l'anévrysme, car c'est alors seulement que pourront se former les caillots actifs; mais, malgré cette théorie, la plupart des cas de guérison ont été obtenus par la compression totale, tandis que très souvent la compression partielle bien faite et continue n'a donné aucun résultat. On peut citer même de nombreux cas d'anévrysmes, traités pendant plusieurs semaines par la compression partielle sans qu'on ait pu obtenir même une légère amélioration; et cependant ces mêmes anévrysmes traités ensuite par la compression totale ont tous guéri radicalement après deux ou trois jours de traitement.

Si la compression totale précédée de la compression partielle a des chances de succès, ce n'est pas parce que dans le premier temps il s'est fait un premier dépôt fibrineux, mais parce que les collatérales ont pu se dilater avant que la compression ne soit totale, et aider ainsi au succès de l'opération par une reprise plus facile de la circulation dans l'artère malade.

La compression totale et continue place, pendant un temps qui varie avec la durée de la compression, la tumeur et le caillot qu'elle contient dans les mêmes conditions qu'une ligature au-dessus du sac. Il faut, pour obtenir une guérison et ne pas être exposé à une récidive, que la circulation collatérale se développe assez rapidement. Mais, outre la récidive, la ligature expose surtout à la gangrène. On peut éviter ici cet accident avec la plus grande facilité, car il suffira, dès qu'on s'aperçoit que le membre se refroidit, de suspendre la compression et de la reprendre dès que les menaces de gangrène auront cessé. Souvent cet accident ne s'annonce par aucun phénomène, et la guérison survient sans qu'on ait eu besoin de varier le mode de compression.

Quant à la compression totale et intermittente, elle est alors absolument indiquée surtout si les menaces de gangrène se répètent ; mais alors même que l'on n'aurait pas à l'employer pour éviter cette grave complication, il faudrait y avoir recours dans le cas où la pression sur un seul point est par trop pénible et douloureuse et que la situation de l'anévrysme ne permet pas l'emploi de la compression alternative.

En résumé, tous ces modes d'application de la compression digitale sont utiles et peuvent être appliqués pour le traitement des anévrysmes. Le chirurgien seul peut voir les indications de chacune d'elles, car souvent il lui arrivera d'être obligé de changer le procédé pendant le cours du traitement, suivant qu'il aura à sa disposition les aides nécessaires ou qu'il en manquera et selon que se présentera tel ou tel incident de nature à nécessiter un changement dans l'emploi de la méthode.

Certains auteurs ont pensé qu'il serait très utile de faire subir aux malades une sorte de préparation avant d'appliquer la compression, afin de faciliter la coagulation du sang dans l'anévrysme. Cette idée est basée sur ce fait que la coagulabilité du sang est variable suivant les individus, et que chez certains il a suffi de quelques heures seulement pour obtenir l'oblitération complète du sac par la formation de caillots résistants au moyen de la compression. Par contre, il en est d'autres chez lesquels il faut un temps très long pour obtenir ce résultat; quelquefois même la coagulation du sang dans l'anévrysme ne se fait pas du tout.

Bellingham, se basant sur les résultats obtenus par la méthode de Valsalva, a pensé soumettre les malades à la saignée et à la diète en même temps qu'au repos pour obtenir un ralentissement de la circulation; mais jusqu'ici personne n'a tenté l'épreuve. D'autres auteurs ont pensé que l'administration de la digitale aurait une influence heureuse en modérant les battements cardiaques ; mais jusqu'ici aucun résultat heureux n'est venu appuyer cette façon d'agir.

Ainsi que nous l'avons fait remarquer plus haut. il importe de soumettre un malade à un régime absolument sobre et à un repos aussi grand que possible. De plus il est absolument nécessaire d'éviter tout ce qui peut augmenter la tension vasculaire; aussi l'administration de l'iodure de potassium est-elle recommandée en cette circonstance. D'une façon générale, tous les malades qui sont porteurs d'anévrysmes doivent être soumis à ce régime, non pas seulement comme moyen préparatoire de la compression ou d'une autre méthode chirurgicale, mais comme traitement curatif, car sous l'influence unique de ce dernier on a vu des malades s'améliorer et même quelques-uns guérir radicalement.

Qu'observe-t-on quand on traite un anévrysme par la compression indirecte ?

Le premier phénomène observé est l'affaissement de la tumeur, parce qu'elle se débarrasse de tout le sang liquide qu'elle contient. Nous avons vu qu'il en était absolument de même après l'emploi de la ligature. Après un temps plus ou moins long, les battements réapparaissent et la tumeur reprend un certain volume, grâce au retour du sang vers l'anévrysme au moyen de la circulation collatérale.

Chez un bon nombre de malades la solidification de la tumeur se fait assez vite ; quelquefois elle est tellement rapide qu'elle surprend tout le monde. C'est ainsi qu'il est des cas où un anévrysme est solidifié complètement et guéri en deux heures, deux heures et demie. Beaucoup plus souvent on voit la guérison se faire après sept et huit heures seulement de compression. Le plus grand nombre demande de vingt à quarante-huit heures pour guérir d'une façon absolue et définitive.

Nous disons que dans ces cas de guérison rapide la guérison est définitive et durable. En effet, il est tout à fait exceptionnel de constater des récidives ou un ramollissement de la tumeur.

Dans plus de la moitié des cas cependant, la solidification de la tumeur n'est pas aussi rapide ; elle demande alors plusieurs jours de compression pour s'établir ; quelquefois même il lui a fallu plusieurs semaines. La plupart des anévrysmes se solidifient en dix à quinze jours ; il en est quelques-uns seulement qu'on est forcé de traiter pendant un, deux, trois mois et même davantage. Enfin il est possible que le sang ne se coagule pas dans la poche, ou encore que la coagulation s'arrête alors qu'elle a commencé.

D'après ce que nous venons de dire, on peut voir que les phénomènes observés à l'occasion de la compression indirecte ont la plus grande analogie avec ceux que nous avons constatés dans les cas de traitement par la ligature.

Tout près du sac, l'artère s'oblitère presque toujours comme après l'opération de la ligature. Mais, contrairement à ce que supposait Scarpa, il y a des cas dans lesquels son oblitération fait défaut, et cependant la guérison reste définitive.

Les premiers chirurgiens qui se servirent de la compression indirecte admettaient cette oblitération du vaisseau au niveau du point comprimé ; et leur opinion s'appuyait sur les expériences dans lesquelles G. Freer (de Birmingham) parvint à oblitérer l'artère radiale des chevaux à l'aide d'un tourniquet compresseur. Mais des autopsies assez nombreuses ont montré que chez l'homme il n'en est pas ainsi, et que c'est tout au plus si, au point où a porté la compression, on a pu trouver un peu d'infiltration des parois vasculaires.

Nous avons signalé plus haut les vives douleurs qui se manifestaient au niveau du point comprimé. Il arrive aussi que des douleurs très intenses se développent dans tout le membre. Ces douleurs généralisées à tout un membre peuvent être le résultat d'une compression nerveuse, et alors il sera souvent facile de les éviter en modifiant la compression ; du reste elles sont moins à craindre au cours de la compression digitale qu'avec l'emploi des appareils dont l'action s'étend toujours sur une région assez large, et non pas sur un point limité. D'autres fois elles coïncident avec la solidification de l'anévrysme et l'arrêt de la circulation dans les capillaires; dans ce cas l'enveloppement du membre avec des linges chauds et quelques frictions les feront à peu près disparaître.

Il est souvent difficile de ne pas comprimer, en même temps que l'artère, la veine ou les veines qui l'accompagnent. Il s'ensuit alors un gonflement quelquefois très considérable du membre par suite d'une infiltration séreuse qui est la conséquence de l'obstacle apporté au cours du sang veineux. Dans ces cas de gonflement exagéré du membre, le chirurgien est ordinairement forcé de cesser la compression pour employer la ligature ; nous avons dit que souvent des malades ont refusé de s'y soumettre à cause des douleurs épouvantables qui leur faisaient endurer un véritable supplice.

Enfin, comme après la ligature, le membre se refroidit, et reste à une basse température pendant quelques instants. Puis après un temps donné, variable suivant les cas, la chaleur revient et s'élève au taux normal. Ce retour de la chaleur dans le membre est dû à la reprise de la circulation par les collatérales, et celle-ci se fait beaucoup plus rapidement que dans les cas de ligature. Il en résulte que la mortification du membre est tout à fait rare à la suite de la compression et qu'on peut l'éviter en surveillant ce qui se passe, tandis que la ligature, ne permettant qu'un retour assez lent de la circulation, est plus à même de donner lieu à ces accidents qu'on ne peut empêcher de se produire.

La méthode de la compression indirecte n'est pas à l'abri d'accidents.

L'emploi des compresseurs expose, ainsi que nous l'avons dit, à des douleurs plus vives que la compression digitale; de plus, ces appareils déterminent quelquefois des excoriations et même des eschares, alors que leur application est surveillée par des chirurgiens habiles. La gangrène est la complication la plus grave; elle a été observée quelquefois, mais on peut dire qu'elle a été le résultat d'un manque de surveillance de la part des opérateurs. Rien, en effet, n'est plus facile à éviter; il suffit, quand on voit le membre rester froid trop longtemps, de suspendre la compression pour lui permettre de reprendre un peu de chaleur en même temps que la circulation se rétablira. Et, comme nous le disions plus haut, c'est alors que la compression indirecte *intermittente* trouve sa raison d'être et qu'il faut l'employer, car par ce moyen on peut, comme avec la compression continue alternative, obtenir de bons résultats.

Il arrive aussi assez souvent que sous l'influence de la compression il y a une tendance à l'aggravation et à l'accroissement de l'anévrysme. On s'est demandé si le retour du sang dans le sac n'était pas la cause de ces accidents ; mais alors il faudrait admettre que la coagulation du sang ne s'est pas faite dans la poche. Il est plus probable qu'il faut invoquer ici l'insuffisance de la compression qui ne peut intercepter complètement le courant sanguin, puisque lorsqu'on emploie la ligature dans ces cas où la compression a échoué on obtient assez vite une solidification complète de la tumeur. Le chirurgien devra donc, quand, malgré une compression bien faite, l'anévrysme s'accroit et menace de se rompre, se hâter d'appliquer une ligature et ne pas attendre trop longtemps, car on s'expose à trouver des difficultés insurmontables, ainsi que cela est arrivé à Malgaigne et Nélaton.

Les récidives sont fort peu à redouter; sur cent trente-cinq cas Broca ne signale que quatre fois le retour des battements. Il semble que, dans le cas où les pulsations se font sentir à nouveau, il faille en accuser une mauvaise application de la méthode; mais il est probable que dans ces cas la récidive se produit de la même façon qu'à la suite de la ligature.

Quoi qu'il en soit, de toutes les méthodes de traitement des anévrysmes, la compression indirecte est celle qui sans contredit a donné les plus beaux succès. En outre, elle a un avantage énorme sur les autres, c'est qu'elle expose le moins aux accidents et que, bien dirigée, bien surveillée, elle est d'une innocuité absolue. Aussi c'est surtout à cause de la facilité qu'on a, en l'employant, d'éviter les accidents que nous avons signalés, que cette méthode occupe le premier rang et est supérieure à toutes les autres.

Si son efficacité n'est pas, ainsi que l'indiquent les statistiques, aussi grande que celle de la ligature, ce désavantage est compensé très amplement par la gravité des accidents auxquels expose cette dernière méthode.

En raison de ses précieuses qualités, la compression indirecte est indiquée toutes les fois qu'on est en présence d'anévrysmes dont la situation permet son emploi. Il faudra dans tous ces cas essayer la compression digitale pendant plusieurs jours au besoin, et même pendant plusieurs semaines si la tumeur n'a pas de tendances à s'accroître; et ce n'est qu'après avoir observé qu'on ne peut en attendre aucun résultat satisfaisant qu'on devra passer à un autre mode de traitement.

Malheureusement elle n'est facilement applicable qu'aux anévrysmes des membres et quand ils sont un peu éloignés du tronc; et cela se comprend puisque la compression doit être faite sur le vaisseau au-dessus du sac anévrysmal et à une certaine distance de ce dernier.

Même dans les cas où la situation de la tumeur permet son application, elle peut trouver des contre-indications qui dépendent du volume et de la résistance des anévrysmes; elle peut en effet être dangereuse avec des tumeurs anévrysmales dont les parois sont minces et qui ont un volume exagéré; dans d'autres cas enfin on a dû y renoncer au cours de son application, à cause de l'aggravation et de l'accroissement de l'anévrysme ou bien parce que malgré le temps elle n'a pu amener une solidification de la poche.

C'est alors qu'il faut savoir s'arrêter et recourir à un autre mode de traitement, à la ligature pour obtenir la guérison de l'anévrysme.

f. *Compression générale.* — En 1875, Reid a employé la compression générale de toute l'artère du membre sur laquelle s'est développé l'anévrysme. Le procédé consiste à appliquer la bande d'Esmarch depuis l'extrémité du membre jusqu'au-dessous de l'anévrysme ; on laisse libre la région occupée par la tumeur, et au-dessus de celle-ci on applique le tube d'Esmarch fortement serré ou une autre bande qui va jusqu'à la racine du membre. Au bout d'une heure on enlève les deux bandes, puis on fait une compression digitale de l'artère pendant un temps qui varie d'une à quarante-huit heures ; cette compression digitale est destinée à empêcher la fragmentation du caillot qui emplit le sac par le courant sanguin qui revient dans l'artère dès que la bande a été enlevée.

La compression générale est d'abord bien supportée, mais en très peu de temps elle provoque des douleurs intolérables ; aussi, comme, pour obtenir un résultat, il faut la maintenir pendant au moins une heure, il est nécessaire d'administrer aux malades des narcotiques qui puissent permettre de poursuivre. C'est là un premier inconvénient ; mais il y en a d'autres et plus sérieux. Elle expose à la gangrène beaucoup plus fréquemment que les autres méthodes, et cette gangrène est souvent inévitable à cause de la longue heure pendant laquelle la circulation est totalement supprimée dans le membre.

Les anévrysmes de la racine des membres et des extrémités ne peuvent être traités par cette méthode.

Ordinairement il suffit d'une seule application, parfois une deuxième est nécessaire; si cette dernière ne donne pas de résultat, il est absolument inutile de continuer.

Malgré les remarquables résultats obtenus par cette méthode, puisque dans une statistique dressée par Gould on compte, sur soixante-cinq cas, trente-quatre guérisons, elle a peu de partisans. Du reste, beaucoup de médecins refusent de soumettre les malades à un traitement fort douloureux, et dont l'efficacité est moins grande que celle de la ligature ou de la compression indirecte.

Nous avons, à propos de chacune des méthodes, indiqué ses inconvénients et ses avantages, et en même temps signalé les cas dans lesquels on pouvait la mettre en usage. Il nous suffira de résumer maintenant en quelques lignes les indications de traitement des anévrysmes en général.

Il est des anévrysmes qui, par leur volume et leur situation, repoussent toute intervention chirurgicale; tel est le cas pour ceux qui sont développés au niveau de l'aorte thoracique et abdominale. Ceux qui siègent sur la crosse de l'aorte et qui ont des rapports assez intimes avec la paroi thoracique peuvent être soumis à la galvano-puncture, à la condition qu'on puisse introduire des aiguilles très fines et sans s'exposer à détacher les caillots déjà formés dans la poche. Cette application de la galvano-puncture aux anévrysmes de la crosse de l'aorte est loin d'être inoffensive; de plus les résultats jusqu'ici ont été absolument nuls, de sorte qu'il vaut mieux se priver du concours de cette méthode qui peut être dangereuse et qui en tout cas est inefficace.

On se contentera donc en pareille circonstance de soumettre les malades au traitement ioduré, à doses assez élevées, en même temps qu'à un régime sobre et à un repos aussi absolu que possible. Du reste, quelle que soit la localisation de la tumeur anévrysmale, qu'elle siège sur l'aorte ou sur un gros aussi bien que sur un petit vaisseau. il est recommandé de soumettre les malades à ce traitement et à ce régime, qui souvent sont d'un grand secours comme adjuvants des autres méthodes.

Les anévrysmes de la main, du pied, ne peuvent être traités que par l'extirpation, surtout quand les sacs sont minces et volumineux; la ligature dans ces cas ne peut réussir à cause de la richesse des cercles anastomotiques de ces régions. Il y a même des cas dans lesquels, lorsqu'on constate que la ligature ne peut supprimer les battements, il faut, séance tenante, pratiquer l'extirpation.

Pour certains anévrysmes du coude et du creux poplité, on peut essayer la flexion forcée ; mais, outre qu'elle est loin de réussir toujours, elle est fort douloureuse et expose à la rupture du sac. Il faut bien se garder d'en faire usage pour les anévrysmes de gros volume et dont les parois sont minces ; du reste, même au cours de son application, si l'on constate la persistance des battements, il faut essayer l'emploi d'une autre méthode.

Pour tous les autres anévrysmes on a le choix entre les deux seules méthodes qui sont vraiment efficaces : la ligature et la compression digitale indirecte au-dessus de la poche. D'une façon générale, il faut toujours commencer par faire la compression digitale pour tous les anévrysmes des membres siégeant en un point de l'artère qui permette de la pratiquer. Or les anévrysmes de la racine des membres ne peuvent être soumis à ce mode de traitement, puisqu'on n'obtient de résultats qu'en comprimant l'artère au-dessus du sac et à une certaine distance de ce dernier ; tout au plus peut-elle être employée pour les anévrysmes de l'aisselle, car on a la ressource d'une compression possible sur la sous-clavière. Si la compression ne réussit pas au bout d'un certain temps, après un quinzaine de jours par exemple, il faudra avoir recours à la ligature, à plus forte raison si l'on voit l'anévrysme augmenter de volume et risquer de se rompre.

La ligature, en effet, est la seule ressource dans ces cas, et là où la compression a échoué elle réussit ordinairement Du reste, elle peut être employée pour tous les autres anévrysmes dont le siège ne permet pas l'emploi de la compression; c'est ainsi qu'en présence d'anévrysmes de la racine des membres, du cou, on devra de suite appliquer cette méthode. Nous avons dit que la méthode d'Anel donne de meilleurs résultats que celle de Hunter, qui expose davantage aux embolies et à la gangrène, ainsi qu'aux récidives. Il n'y a que le cas où la méthode d'Anel serait trop difficile à exécuter que l'on aurait recours à celle de Hunter, comme pour les anévrysmes de la racine de la cuisse et les anévrysmes intra-pelviens. Pour ceux du cou, de la carotide, la méthode de Brasdor est indiquée, mais pour ceux-là seulement.

Quant à toutes les autres méthodes, elles sont trop dangereuses pour que nous nous permettions d'en conseiller l'application, surtout alors qu'on peut se servir de celles qui donnent de bons résultats, sans faire courir trop de risques aux malades.

INDEX BIBLIOGRAPHIQUE

Galien. — De tumoribus præt. natur., cap. xi, t. VIII, p. 125; méthod. méd., lib. V, cap. vii, t. X, p. 334.

Aetius. — Tétrabiblos, IV.

Angelo Mai. — Classicorum auctor. e Vaticanis codicib. editorum, Romæ, 1831, t. IV.

Paul d'Égine. — Chirurgie. Traduct. de Briau, 1855.

Fernel. — De externis corp. affect., lib. VII, cap. iii.

Sennert. — Opera omnia, t. III, lib. V, cap. xliii, 1650.

Munro. — In Edinburg med. Essays, t. II, III et IV.

Scarpa. — Réflexions et observations anatomo-chirurgicales sur l'anévrysme. Traduct. de Delpech, 1809.

Richet. — Article Anévrysme. Nouveau Dict. de méd. et de chirurg. pratiques.

Le Fort. — Article Anévrysme du Dict. des sciences médicales.

Broca. — Des anévrysmes et de leur traitement, 1856.

Dittrich. — Prager Vierteljahr, t. I, 1849.

Gidelmeester et Hoyack. — Nederl. Weekbl., janvier 1854.

Virchow. — La syphilis constitutionnelle. Traduct. française, 1859.

Lancereaux et Gros. — Les affect. nerveuses syph. Paris, 1861.

Lancereaux. — Leçons sur la syph. Journal de l'École de méd. — — Traité historique et pratique de la syphilis, 1874. — Traité d'anatomie pathologique, t. II, 1879-1881. — Leçons sur la syphilis cérébrale. Gaz. heb., 1882.

Wilks. — Guy's Hospital Reports, 1863.

Jackson. — The journal of mental science, 1874.

Heubner. — Die luetische Erkr. der Hinarterien, etc., 1874.

Rabot. — Contribution à l'étude des lésions syphilitiques des artères cérébrales. Thèse, 1875.

Fournier. — La syphilis du cerveau, 1879.

Spillmann. — Contrib. à l'étude des anév. d'orig. syph. des artères cérébrales. Annales de dermat. et de syph. nov., 1886.

Welch. — Aortic aneurism in the army. The Lancet, 1875.

Laveran. — Bulletins de la Soc. méd. des hôp., 1877.

Vallin. — Bulletins de la Soc. méd. des hôp., 1879.

Lécorché et Talamon. — Études médicales, 1881.

C. Paul. — Diag. et trait. des mal. du cœur, 1883.

Verdié. — Des anév. d'orig. syph. Thèse. 1884

Jaccoud. — Aortite et anévrysme syph. de l'aorte. — Semaine méd., 1887.

Mathieu. — Gazette des hôpitaux, 1888.

Stamer O'Crady. — Dublin Journal of med. science, 1875.

Heiberg. — Norsh Magazin f. Lœgerid, R. 2, Bd VIII.

Croft. — British med. Journal, 1880.

Mazzoni. — Gazetta medica di Roma, 1882.

Laennec. — Traité de l'auscultation médiate.

Wardrop. — On aneurism and its cure by a new operation, 1828.

O'Brien Bellingham. — Observations on aneurism and its treatment by compression, 1847.

Crisp. — On structure, diseases and injuries of the blood vessels.

Hart. — Diseases of arteries. A system of surgery, 1862.

Franck. — Journal de l'anatomie, 1877.

Pravaz. — Gazette médicale, 1831.

Pétrequin. — Comptes rendus de l'Académie des sciences, 1845.

Ciniselli. — Journal de chirurgie, 1846 ; Mémoire de l'Académie de médecine de Turin, 1857.

Stokes. — Porter, on aneurism. Dublin. 1839-40.

Anel. — Discours apologétique. Turin, 1714.

Desault. — Caillot. Essai sur l'anévrysme. Paris, an VII.

J. Hunter. — Leçons de chirurgie, t. I.

Brasdor. — Journal de la Société médicale, t. VII.

Cornil et Ranvier. — Manuel d'anatomie pathologique et d'histologie.

Bouillaud. — Gazette des hôpitaux, 1859.

Dreschfeld. — Revue mensuelle de méd. et de chir., 1877.

Balfour. — Clinic. Lect. on diseases of the heart and aorta. London. 1876.

Bramwell. — Edinburg med. Journal, avril 1878.

Lecointre. — Du traitement des anévrysmes de l'aorte par l'iodure de potassium. Thèse, 1883.

TABLE DES MATIÈRES

28571. — Imprimerie générale Lahure, 9, rue de Fleurus, à Paris.

Bulletin

DES

Annonces

ANÉVRYSMES

Maladies AIGUES et CHRONIQUES

Vésicatoire et Papier
D'ALBESPEYRES
Exiger la signature

RHUMES Douleurs, **INSOMNIE**

Sirop et Pâte
BERTHÉ
EXIGER LE TIMBRE OFFICIEL
Sirop : **3 fr.** *Pâte :* **1.60,**

MÉDICATIONS *des* Cavités Naturelles.

OVULES, BOUGIES, CRAYONS
Boite) **CHAUMEL** (5 fr.)
Suppositoires Chaumel
SOUVERAINS contre la **CONSTIPATION**
Suppositoires Adultes : **3** fr., Enfants : **2** fr.

AFFECTIONS diverses

Capsules Raquin
au **COPAHU**, au **COPAHIVATE** de **SOUDE**, au **CUBEBE**, au **SALOL**, au **SALOL-SANTAL**, à l'**ESSENCE** de **SANTAL**, au **GOUDRON** à la **TEREBENTHINE**.

Dentition

La dentition des enfants
ne se fait bien qu'avec le
SIROP DELABARRE
3 fr. 50 le flacon, *exiger le* TIMBRE DE L'ÉTAT

ASTHME *CATARRHES*

Aucun remède n'est aussi efficace contre l'ASTHME que le
PAPIER ou les **CIGARES**
BARRAL
*B*te *Papier* **5** *fr. ; 1/2 B*te *Papier ou B*te *Cigares* **3** *fr.*

FUMOUZE-ALBESPEYRES 78, faub St-Denis, **PARIS.**

CHATEL-GUYON SOURCE Gubler

CONSTIPATION

Obésité, Dyspepsie, Congestions, etc.

Pour Commandes et Renseignements : **5, rue Drouot, PARIS**

HYDRO-GEMMINE LAGASSE

EAU DE PIN GEMMÉ CONCENTRÉE

Affections des voies respiratoires, de la gorge, des reins, de la vessie

VENTE EN GROS : 5, rue Drouot, PARIS

Aux Étudiants et Docteurs

Une Caisse **S^T-LÉGER** *Une Caisse*

GRATIS *FRANCO*

Sur simple demande adressée à la **Cie DE POUGUES**

PARIS — 22, Chaussée-d'Antin, 22 — PARIS

LA MEILLEURE EAU PURGATIVE

CARABAÑA

La seule approuvée par l'Académie de Médecine, exerçant, outre l'effet purgatif, une **action curative sur les organes malades.**

ROYAT GOUTTE RHUMATISME

Affections de l'estomac, des voies respiratoires et de la peau

CASINO — THÉATRE — CERCLE

Commandes et Renseignements : **5, rue Drouot, PARIS**

MÉDICATION CHLORHYDRO-PEPSIQUE

ÉLIXIR & PILULES GREZ

CHLORHYDRO-PEPSIQUES

DOSES : *1 Verre à liqueur, ou 2 ou 3 pilules par repas.*

Dans les DYSPEPSIES, L'ANOREXIE, les VOMISSEMENTS DE LA GROSSESSE, etc

ALBUMINATE DE FER LAPRADE

Liqueur et Pilules LAPRADE

Le plus assimilable des ferrugineux, n'occasionne jamais de troubles gastro-intestinaux. — C'est le fer gynécologique par excellence (Dr Thiébaud).

DOSE : *1 Cuillerée à liqueur ou 2 à 3 pilules à chaque repas.*

PEPTONE PHOSPHATÉE BAYARD

VIN DE BAYARD, le plus puissant reconstituant.

2 à 3 verres à liqueur par jour.

COLLIN & Cie, Pharmaciens, lauréats des hôpitaux, **49, r. de Maubeuge, PARIS**

ETABLISSEMENT THERMAL DE **VICHY** Saison du 15 Mai au 30 Septembre.

Sources de l'État

HOPITAL, Maladies de l'Estomac. **CÉLESTINS**, Estomac, Reins, Vessie.

GRANDE-GRILLE, Appareil biliaire.

HAUTERIVE — MESDAMES-PARC

Les personnes qui boivent de l'**EAU DE VICHY** feront bien de se méfier des substitutions auxquelles se livrent certains commerçants, donnant une eau étrangère sous une étiquette à peu près semblable.

La Compagnie Fermière ne garantit que les Eaux portant sur l'étiquette, sur la capsule et sur le bouchon le nom d'une de ses sources, telles que:

Hôpital, Grande-Grille ou Célestins.

Puisées sous le contrôle d'un Agent de l'État

Aussi faut-il avoir soin de toujours désigner la source.

SELS NATURELS EXTRAITS DES SOURCES DE L'ÉTAT

pour préparer artificiellement l'Eau de Vichy.

1 paquet pour 1 litre.

La boîte de 25 paquets, 2 fr. 50. La boîte de 50 paquets, 5 fr.

Pastilles fabriquées avec les Sels extraits des Sources

Boites de 1 fr., 2 fr., 5 fr.

La Compagnie Fermière est seule à Vichy à extraire les Sels des Eaux minérales.

PEPTONE CORNÉLIS

Sèche, soluble, blanche, entièrement assimilable

Titrée à 90 %

Sans odeur et à saveur très agréable

Ce produit, préparé dans le vide, représente exactement **dix fois** son poids de **viande de bœuf** débarrassée de tous ses déchets.

Il est de beaucoup supérieur à tous ses similaires et peut être pris par les estomacs les plus susceptibles.

La **Peptone Cornélis** se donne de préférence dans le bouillon, auquel elle ne communique aucun goût. Elle peut encore parfaitement être prise dans du vin d'Espagne, du champagne, du lait, de l'eau sucrée, etc.

Ne se vend qu'en flacons dessiccateurs brevetés qui en assurent la conservation.

Prix du flacon (verre compris), 6 fr. 50

La flacon vide est repris au Dépôt général pour 0 fr. 75.

ENVOI GRATIS ET FRANCO D'ÉCHANTILLONS

DÉPOT GÉNÉRAL POUR LA FRANCE ET LES COLONIES :

Pharm^ie L. BRUNEAU, 71, rue Nationale, LILLE

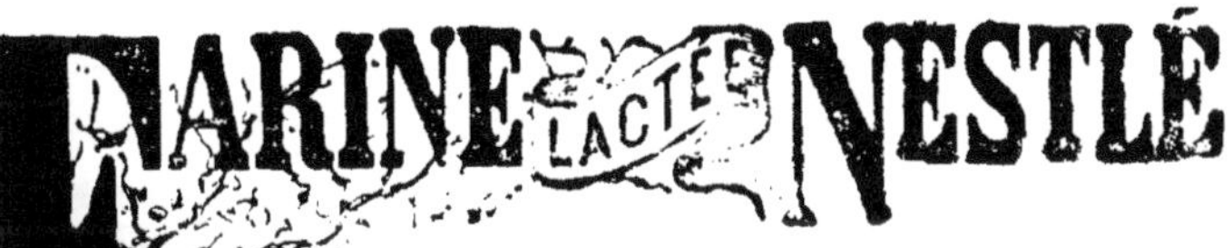

Cet aliment, **dont la base est le bon lait,** *est le meilleur pour les enfants en bas âge : il supplée à l'insuffisance du lait maternel, facilite le sevrage.*

En outre, pour les **adultes convalescents** *ou* **valétudinaires,** *cet aliment constitue une nourriture à la fois légère et substantielle.*

CHRISTEN Frères, 16, rue du Parc-Royal, PARIS

ET DANS TOUTES LES PHARMACIES

F. VIGIER

PHARMACIEN DE 1re CLASSE, LAURÉAT DES HOPITAUX ET DE L'ÉCOLE DE PHARMACIE DE PARIS

12, BOULEVARD BONNE-NOUVELLE — PARIS

SACCHAROLÉ DE QUINQUINA VIGIER. — **Tonique, reconstituant, fébrifuge,** renfermant tous les principes de l'écorce. — *Dose:* 1 à 2 cuillerées à café par jour, dans une cuillerée de potage, eau, vin.

Prix du flacon représentant 20 *grammes d'extrait:* 3 fr.

PILULES RHÉO-FERRÉES VIGIER, SPÉCIALES CONTRE LA CONSTIPATION. — **Laxatives, n'affaiblissant pas,** même par un usage prolongé, dans le cas de *constipation opiniâtre.* — *Dose:* 1 à 2 pilules au dîner.

PASTILLES VIGIER AU BI-BORATE DE SOUDE PUR. — 10 centigrammes par pastille, contre les *affections* de la *bouche,* de la *gorge* et du *larynx.* — *Dose:* 5 à 10 pastilles par jour.

HYDRATE D'AMYLENE VIGIER contre **l'épilepsie** et les **affections nerveuses spasmodiques.** — *Dose:* 2 à 6 cuillerées à bouche par jour. **Administrer cet élixir de préférence dans la soirée.**

CAPSULES D'ICHTHYOL VIGIER à 25 centigrammes. — *Dose:* 4 à 8 par jour, dans les maladies de la peau. — **D'ICHTHYOL VIGIER,** employés en ginécologie.

EMPLATRES CAOUTCHOUTÉS VIGIER, TRÈS ADHÉSIFS, NON IRRITANTS — **ÉPITHÈMES ANTISEPTIQUES VIGIER.** — Remplacent les *Emplâtres, Mousselines-Emplâtres de Unna, Sparadraps, Onguents, Pommades.* — Les principaux sont : Vigo, rouge de Vidal, oxyde de zinc, boriqué, ichthyol, salicylé, huile de foie de morue créosotée ou phéniquée, etc. — Nous recommandons tout spécialement à Messieurs les Chirurgiens notre **Sparadrap caoutchouté simple,** très adhésif, non irritant, aseptique, inaltérable, et les bandes caoutchoutées.

SAVONS ANTISEPTIQUES VIGIER, hygiéniques, médicamenteux. — Préparés avec des pâtes neutres, ils complètent le traitement des maladies de la peau.

TRAITEMENT DE LA TUBERCULOSE par le **CARBONATE DE GAIACOL VIGIER,** en capsules de 10 centigrammes — *Dose:* 2 à 6 capsules par jour.

MANGANI-FER VIGIER contre **l'anémie, la chlorose,** etc. — Le *mangani-fer Vigier* est un *saccharate de manganèse et de fer en dissolution,* d'un goût agréable, *extrêmement assimilable, fortifiant par excellence,* ne *constipe pas,* ne *noircit pas* les *dents.* — *Dose:* 1 cuillerée à soupe au moment des repas.

VIN GIRARD
DE LA CROIX DE GENÈVE

Vin Iodo-tannique Phosphaté

SUCCÉDANÉ DE L'HUILE DE FOIE DE MORUE

Le VIN GIRARD rigoureusement dosé, contient par verre à madère :

Iode..........................	0 gr. 075	milligrammes.
Tannin.......................	0 gr. 50	centigrammes.
Lacto phosphate de chaux.	0 gr. 75	centigrammes.

Le VIN GIRARD, *outre les éléments constitutifs de l'huile de foie de morue, renferme les principes de substances toniques et apéritives qui stimulent les fonctions de l'appareil digestif.*

Maladies de poitrine, Engorgements ganglionnaires, Cachexies, Déviations, Rhumatismes, Convalescences, Asthmes, Catarrhes, Bronchites, Affections cardiaques, Accidents tertiaires spécifiques et toutes affections ayant pour cause la faiblesse générale et l'anémie

DOSE : Trois verres à madère par jour avant ou après le repas.

Le SIROP GIRARD jouit des mêmes propriétés et possède les mêmes éléments

LE FLACON : 4 FRANCS

A. GIRARD, 142, boulev. St-Germain, PARIS
GROS. 17, rue de Tournon et 22, rue de Condé, Paris

DRAGEES DEMAZIÈRE

Cascara Sagrada	Iodure de Fer et Cascara
Dosées à 0 gr. 125 de Poudre	**0 gr. 10 d'Iodure — 0 gr. 03 de Cascara**
Véritable Spécifique de la Constipation habituelle.	*Le plus actif des Ferrugineux, n'entraînant pas de Constipation.*

DEPOT GENERAL : Pharmacie **G. DEMAZIÈRE**, 71, avenue de Villiers, PARIS

Echantillons franco aux Médecins.

COCAÏNE BRUNEAU
ACONITO-BORATÉE

Le meilleur spécifique de la Gorge et du Larynx

CHAQUE PASTILLE AROMATISÉE A LA VANILLE RENFERME EXACTEMENT :

Chlorhydrate de Cocaïne, 0 gr. 002. — Bi-borate de Soude, 0 gr. 050
Alcoolature de Racines d'Aconit, 1 goutte

Prix : 3 fr. la boite. — Envoi franco d'Echantillons

Dépôt général : Pharmacie L. BRUNEAU, Lille

TUBERCULOSE PULMONAIRE

PLEURÉSIE d'Origine tuberculeuse

BRONCHITES AIGUES ET CHRONIQUES

Dilatation des Bronches, Bronchorrhée

GAÏACOL *iodoformé* **Sérafon**

ET

Gaïcol-Eucalyptol iodoformé Sérafon

En CAPSULES pour l'usage interne.
En SOLUTIONS pour injections hypodermiques.

Préparation et vente en gros : Mes ADRIAN et Cie, PARIS.

Affections Cardiaques

PALPITATIONS, INSUFFISANCES, RÉTRÉCISSEMENTS

DYSPNÉES, HYDROPISIES, etc.

SIROP ET PILULES

de Convallamarine

LANGLEBERT

Expérimentés et prescrits dans les HOPITAUX civils et militaires.

Phie LANGLEBERT 55, r. des Petits-Champs, et dans toutes les pharmacies. Paris

GRANULES DE CONVALLAMARINE LANGLEBERT

VÉSICATOIRE LIQUIDE

BIDET

Employé dans les hôpitaux.

Propreté, Effet certain,
Application facile.

PAS D'ACCIDENTS CANTHARIDIENS

Dans la Médecine des Enfants, le vésicatoire liquide de BIDET est d'une incontestable utilité.

VENTE EN GROS 9, *rue de la Perle.*

www.ingramcontent.com/pod-product-compliance
Ingram Content Group UK Ltd.
Pitfield, Milton Keynes, MK11 3LW, UK
UKHW020555180726
13838UKWH00001B/266

9 782329 478708